生物と生命倫理の基本ノート

「いのち」への問いかけ

第4版

西沢いづみ●著

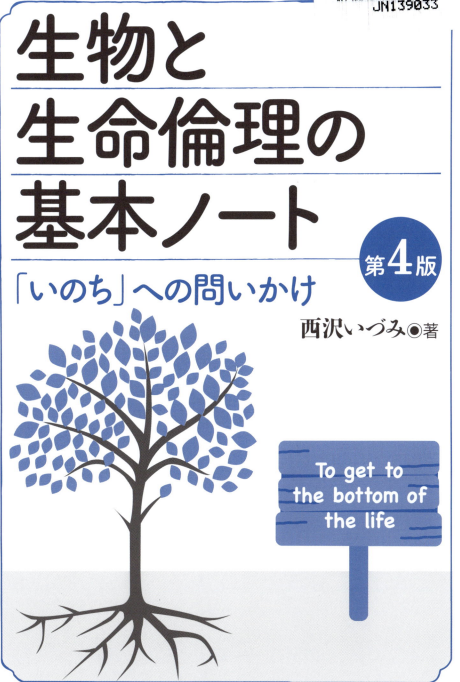

To get to the bottom of the life

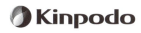

序 — 第4版の発刊に際して

　2020年のノーベル化学賞に、「ゲノム編集」の画期的な技術を開発した二人の科学者が選出されました。「ゲノム編集」とは生き物が持つ全遺伝情報（ゲノム）を自在に書き換える（編集）技術のことです。この手法を医療に応用すれば、病気の遺伝子を編集し根本的に治療することができます。その恩恵は計り知れません。しかしその一方で、人間の改変や選別が遺伝子レベルで行われる可能性も出てきます。

　科学技術をどのように使うのかという問題は、生命科学の発展とともに常に問われてきました。しかし、近年の技術はその存在自体がある種の「頑な傾向」を帯びていることは否定できず、それによって重要な鍵となる規範や価値観もどこか行き詰まりが来ているような気もします。

　不可能を可能にする技術が目の前に横たわり、多くの人が当然のように利用するようになると、社会の「あたりまえ」の範囲が拡大し、「なぜ」と疑問を持つことがなくなります。生まれる前に余分な遺伝子を除き、生きている間に変異があれば発症する前に取り除くという遺伝子の操作によって、病気や「障害」がないことがベストな生き方となり、それ以外の人生を考えることもなくなります。このような考え方は、「終末期」の医療のあり方にも影響します。病気や「障害」がある生き方を許してこなかったからです。寝たきりになり社会に貢献できない自分を惨めな存在だと自分自身も思うと、延命治療も「無駄」となります。社会もそれを良しとすると、「それでも生きたい」という選択肢はなくなります。多くの局面で「自己決定」が強調されていますが、結局1つの答えのみを選択せざるを得ない社会を私たち自身がつくっているといえます。

　技術があまりにも便利で夢が叶うものであればあるほど、どこに問題が隠れているのか、何が切り捨てられていくのかを想像することもなく結論を見出してしまいがちです。改めて、ミクロの世界で積み上げてきた科学技術の実績とともに、社会の中で他の生き物と共生しながら「多様に生きていく」人間を総合的に捉えつつ、いのちとは何かについて考えていくことが重要になってきます。

　いのちはどこから来て、どのような仕組みで歩み続け、そしてどこへいくのでしょうか。見えるようで見えない得体の知れないものがいのちかもしれません。しかし、今ここにいる「私」は、45億年の間、必然と偶然を積み重ねあらゆる環境を潜り抜けてきた歴史の産物であることは確かです。今ここに生きているということ自体が実に稀な賜物としか言いようがありません。しかも、それぞれが異なり、かけがえのない唯一のいのちです。このことに誇りと責任を持ち、自分の命を大事にし、誰もが誰にも邪魔されず自分らしく生きていくことが大事です。自己決定もこの意味で重要です。

ただ、独りだけでは生きていけません。実際、独りでは生きていないし、生きていく必要もありません。互いに支えてこその人であり、人と人の「間」を上手に保つことこそ人間です。この「人」の「間」に多くの網を作ればたくさんの人たちと支え合うことができ、持ちつ持たれつのいのちとなります。他者の力を、網を通じて自由に貸し借りできるのが人間です。貸し借りの前提には、認め合い許し合える関係性が不可欠です。今、「自己決定」がすべての議論を断ち切るような形で台頭しているならば、こんな関係性が不在のままだからかもしれません。

　常に問われるのは「いのちがここに在る」とはどういうことかという根本的な問題です。もちろん、いのちの問いに普遍的な答えはありません。答えがないからこそ、問い続けなくてはなりません。そのなかで少しでも納得いく方向を見出すことが生命倫理の真髄だと思います。

　今回の改訂にあたって、冒頭にも記述したように「ゲノム編集」という項目を加筆しました。それを含む1〜6章までは生物学に関する基礎的な知識を中心に、生きものが持つ機能やシステムを分子レベルで解説しています。それを基礎に、7章からは様々な生命倫理の課題を取り上げています。医療技術の目的や応用を倫理的に考察し、「科学や技術」と「いのち」の関わりを考えていきます。

　本書は、大学や専門学校の半期の講義に対応できるように14章構成としました。全章を通してDiscussionを取り入れています。グループやクラスで議論し、自分の思いや考えを語り、同時に他の人の意見を尊重し耳を傾けてください。本書を通じ、いのちの持つ不思議さに畏敬の念を感じながら、科学や技術や医療に向き合っていくヒントにしていただけたら幸いです。

　最後になりましたが、出版の機会を与えてくださり、ご指導いただいた東洋英和女学院大学名誉教授の大林雅之先生に厚くお礼申し上げます。また、新たな社会の動向に合わせ、何度も文章に目を通していただき適切なご助言をくださった金芳堂編集部の一堂芳恵様、そして、私の無理難題な依頼に応じて、的確なイラストを描いてくださった河合敬一先生に、心から感謝の意を申し上げます。また、一緒に勉強してきた多くの医療専門職の学生さんに、心からお礼申し上げます。

2025年2月

西沢いづみ

目　次

1章　あなたにとって「いのち」とは ………………………………… 1
1. いのちを問う …………………………………………………………… 1
2. いのちを考える ………………………………………………………… 2
3. いのちを想像する ……………………………………………………… 3

2章　ヒトも生きものの一員である …………………………………… 6
1. ヒトはどこからきたのだろう―生命の始まりとその歴史 ……………… 6
   - 1-1　無機物から有機物へ　6
   - 1-2　細胞の出現　6
   - 1-3　陸にあがった生物たち　6
   - 1-4　哺乳類の出現　6
   - 1-5　ヒトの誕生　7
2. 生きものの「共通性」と「多様性」と「共生」 ………………………… 7
   - 2-1　共通性　7
   - 2-2　多様性　7
   - 2-3　共　生　7
3. 生きるという字 ………………………………………………………… 8
4. まとめ …………………………………………………………………… 9
   - Discussion ……………………………………………………………… 11

3章　生命をつくりだす場「細胞」と遺伝情報「DNA」 ……………… 12
1. 細胞の構造 ……………………………………………………………… 12
2. 細胞の機能 ……………………………………………………………… 12
3. 核の中のDNA …………………………………………………………… 14
   - 3-1　二重らせん構造と遺伝情報の保存　14
   - 3-2　DNA・遺伝子・染色体・ゲノムの関係　14
4. DNAのはたらき ………………………………………………………… 16
   - 4-1　自己複製　16
   - 4-2　タンパク質合成　16
5. 遺伝と遺伝情報の伝え方―細胞分裂 …………………………………… 17
   - 5-1　体細胞と生殖細胞　17
   - 5-2　体細胞分裂　17
   - 5-3　減数分裂　18
   - 5-4　減数分裂による多様性のしくみ　18
   - 5-5　「分化」はメチル化のおかげ　20

4章　遺伝子を探る、知る　遺伝子研究の発展―ヒトゲノム解析へ …………21

 1. DNAの発見からバイオテクノロジーへ …………………………………………21
 2. バイオテクノロジーの発展 ……………………………………………………22
  2-1　遺伝子組み換え技術　22
  2-2　アシロマ会議　23
  2-3　DNAの塩基配列決定技術　23
 3. ヒトゲノム解析計画 ……………………………………………………………23
  3-1　倫理的・法的・社会的課題の検討グループ　23
  3-2　全ゲノムの解読完了による結果　23
 4. 遺伝子研究と医療 ………………………………………………………………24
  4-1　遺伝子診断　24
  4-2　遺伝子診断の倫理的課題　24
  4-3　遺伝子治療　25
  4-4　遺伝子治療の倫理的問題　25
  4-5　オーダーメイド医療（tailor made medicine）　25
 5. 全ゲノム解析がもたらすもの …………………………………………………25
  5-1　遺伝子情報の管理　26
  5-2　遺伝子決定論　26
 補足資料 ……………………………………………………………………………27
 Discussion …………………………………………………………………………28

5章　遺伝子を操作する―ゲノム編集で命を作り出す ……………………29

 1. クリスパー・キャス9 …………………………………………………………29
  1-1　探して、切る　29
  1-2　DNAの修復　29
 2. ゲノム編集による遺伝子治療 …………………………………………………31
 3. ヒト受精卵・生殖細胞に対するゲノム編集の規制 …………………………31
  3-1　受精卵のゲノム編集の緩和　31
  3-2　ゲノム編集されたベビーの誕生　32
 4. 遺伝子レベルの優生学 …………………………………………………………32
 5. ゲノム編集の問題点―優生思想の助長 ………………………………………32
 Discussion …………………………………………………………………………33
 補足資料 ……………………………………………………………………………34
 コラム　再生医療―ES細胞・iPS細胞 ……………………………………………36

6章　遺伝性疾患の話 ……………………………………………………………37

 1. 形質と遺伝 ………………………………………………………………………37
 2. 遺伝子の変異 ……………………………………………………………………37
 3. 遺伝性疾患 ………………………………………………………………………37
  3-1　単一遺伝子疾患　37
  3-2　染色体異常疾患　39

　　　　3-3　多因子疾患　　39
　　　　3-4　遺伝子多型（DNA多型）とSNP（スニップ）　　40
　　補足資料 ·· 41

7章　生命倫理の歴史と課題―いのちを守るための原則 ················ 42

1. 米国生まれのバイオエシックス ··· 42
2. バイオエシックスの最初の議論 ··· 42
3. 医療におけるパターナリズム ··· 43
4. 人体実験 ··· 43
5. 被験者の自発的同意とインフォームド・コンセント ··························· 44
6. 患者の権利運動 ··· 44
7. 日本におけるインフォームド・コンセントの普及 ······························· 44
8. 医療技術の変化に伴う倫理問題 ··· 45
9. 生命の尊厳（SOL：sanctity of life） ··· 46
10. 生命の質（QOL：quality of life） ··· 46
11. パーソン論 ··· 46
12. 人間の尊厳（Human Dignity） ·· 47
13. 優生学と優生思想 ··· 47
14. 自己と自己決定と自己決定権 ··· 48
　　　　14-1　自己決定は万能か　　48
15. 告知 ·· 49
　　補足資料 ·· 50
　　Discussion ··· 51

8章　医療資源の配分―誰が生き、誰が死ぬのか ································ 52

1. 医療資源の配分と問題点 ·· 52
2. 腎臓透析療法の現状 ··· 53
3. 透析器の開発と患者選抜問題 ··· 53
　　　　3-1　「誰が生き、誰が死ぬのか」の選抜　　53
　　　　3-2　「誰が生き、誰が死ぬのか」の基準　　54
4. 医療資源配分問題をどのように考えるか ··· 54
5. パンデミックがもたらした医療資源の配分 ·· 55
　　　　5-1　新型コロナウイルス感染症拡大　　55
　　　　5-2　COVID-19における「トリアージ」問題　　55
　　　　5-3　イタリアの医療体制　　56
　　　　5-4　「COVID-19の感染爆発時における人工呼吸器の配分を判断する
　　　　　　　プロセスについての提言」　　56
　　　　5-5　集中治療を譲る意志カード　　57
　　　　5-6　日本の医療体制　　57
　　補足資料 ·· 58
　　Discussion ··· 60

9章　生殖補助医療—子は授かるものから、つくるものへ ……… 61

1. 「不妊」と「不妊症」 … 61
2. 生殖補助医療（ART） … 61
   - 2-1　人工授精　62
   - 2-2　体外受精と顕微授精　62
   - 2-3　代理懐胎（代理出産）　62
3. 生殖補助医療がもたらす問題 … 65
   - 3-1　治療による強い副作用と低い妊娠率　65
   - 3-2　多胎妊娠と減数手術　65
   - 3-3　凍結精子・凍結卵子・凍結余剰胚　65
   - 3-4　余剰胚の研究利用　66
   - 3-5　親子関係に及ぼす影響　66
   - 3-6　子どもの出自を知る権利と匿名　66
4. 代理懐胎の状況と問題 … 67
5. 生殖補助医療に関する日本の規定と課題 … 67
   - 5-1　生殖補助医療特例法の内容と課題　67
   - 5-2　親子関係・出自を知る権利の不問　69
6. より強くなる出産への願望 … 69

補足資料 … 70
Discussion … 72

10章　胎児を探る、受精卵を探る—子はつくるものから、つくられるものへ ……… 73

1. 出生前診断 … 73
   - 1-1　出生前診断の種類　73
2. 受精卵診断（着床前診断） … 74
3. 出生前診断と受精卵診断に付随する問題 … 75
   - 3-1　出生前診断と選択的中絶　75
   - 3-2　受精卵診断と受精卵の破棄　75
4. 出生前診断・受精卵診断導入の歴史的経緯 … 76
   - 4-1　優生思想の展開　76
   - 4-2　日本における優生政策の展開—国民優生法　76
   - 4-3　優生保護法　76
5. 国民の資質向上に向けて（1960 〜 1970 年代） … 77
   - 5-1　不幸な子どもの生まれない運動　77
   - 5-2　障害者運動と女性運動の動き　77
   - 5-3　内なる優生思想　77
6. らい予防法 … 78
7. 母体血清マーカー検査をめぐる論争 … 78
8. 母体保護法（1996 年〜） … 78
9. 新型出生前検査（NIPT ＝無侵襲的出生前遺伝学的検査） … 79
   - 9-1　NIPT をめぐる指針　79
   - 9-2　NIPT の対象拡大の指針　79

    9-3 出生前検査認証制度専門委員会報告書による転換　79
    9-4 検査実施施設の拡大と問題点　80
  10. 人工妊娠中絶をめぐる各国の議論 ……………………………………… 80
  11. 完璧な赤ちゃんを産む ………………………………………………… 81
  補足資料 ……………………………………………………………………… 82
  参考　不妊治療および人工妊娠中絶に関する法的位置づけとその歴史 …… 84
  Discussion ………………………………………………………………… 85

11章　「こうのとりのゆりかご」と養子縁組 …………………………… 86

  1. 「こうのとりのゆりかご」設置 ………………………………………… 86
  2. 預けられた赤ちゃんの行方 ……………………………………………… 86
  3. 「ゆりかご」の 14 年間 ………………………………………………… 87
    3-1 預け入れ件数　87
    3-2 出産場所　88
    3-3 預け入れに来た者　88
    3-4 身元の判明　88
    3-5 養育状況　88
    3-6 預けた理由　88
    3-7 相談窓口への相談件数　89
  4. 「ゆりかご」を生み出した社会的背景 ………………………………… 89
    4-1 妊娠・出産・子育ての支援体制　89
    4-2 戸籍の問題・パートナーの自覚の問題　90
    4-3 養育拒否と虐待　90
  5. 匿名のシステムと子どもの出自を知る権利 …………………………… 90
    5-1 内密出産　91
  6. 特別養子縁組制度 ………………………………………………………… 91
    6-1 特別養子縁組制度の特徴　91
    6-2 児童福祉法の改正　91
    6-3 特別養子縁組あっせん法　92
  7. 里親制度 …………………………………………………………………… 92
  補足資料 ……………………………………………………………………… 93
  Discussion ………………………………………………………………… 95

12章　受精卵や胎児はいつから「ひと」になるのでしょうか ………… 96

  1. 「ひと」はいつから「ひと」になるのか ……………………………… 96
    1-1 生命の発生プロセス　96
    1-2 母体側からの視点　98
  2. 「ひと」はいつから「ひと」でなくなるのか ………………………… 99
    2-1 生命の初期と終期の対称性　99
  Discussion ………………………………………………………………… 102

13章　人の死―脳死と臓器移植 … 103

1. 心停止ともう1つの死 … 103
   - 1-1 「脳死」の状態　103
2. 臓器移植 … 104
   - 2-1 臓器移植の歴史　104
3. 脳死判定 … 105
   - 3-1 一般の脳死判定　105
   - 3-2 法的脳死判定　105
   - 3-3 脳死判定の難しさ　105
4. 日本の臓器移植法 … 106
   - 4-1 日本初の心臓移植と臓器移植法の成立過程　106
   - 4-2 臓器の移植に関する法律（1997年）　106
   - 4-3 臓器の移植に関する法律の一部を改正する法律（2009年）　106
5. 脳死・臓器移植がもたらす問題 … 107
   - 5-1 「脳死した者」の法的な位置づけ　107
   - 5-2 家族承諾での臓器提供　108
   - 5-3 15歳未満からの臓器提供　108
   - 5-4 親族への優先提供　108
   - 5-5 虐待された子どもからの臓器提供の禁止　109
6. 救命治療と臓器保存 … 109
7. 臓器移植にかかる費用 … 109
   - 7-1 ドナーにかかる医療費　109
   - 7-2 レシピエントにかかる医療費　109
8. 生体臓器移植 … 110
9. 臓器不足の意味を考える … 110
10. 臓器移植以外の治療 … 111
11. 脳死は「人の死」かどうかについて考える … 111
    - 補足資料 … 112
    - Discussion … 116

14章　人の死―安楽死と尊厳死 … 117

1. 安楽死と尊厳死の概念 … 117
   - 1-1 安楽死という言葉が持つ意味　117
   - 1-2 尊厳死という言葉が持つ意味　117
   - 1-3 自己決定に基づいて分類される「安楽死」の種類　117
2. 緩和ケア … 118
3. ナチスの積極的安楽死政策―「慈悲による殺害」 … 118
4. 日本における安楽死事件と安楽死が許容される条件 … 119
5. 「消極的安楽死」から「尊厳死」へ … 119
   - 5-1 終末期医療における「治療中止」のあり方　119
   - 5-2 消極的安楽死のガイドライン作成　119
   - 5-3 カレン・アン・クインラン裁判　120

　　　　　5-4　リヴィング・ウィル（事前指示書）の制度化　　120
　6. 尊厳死法制化と臓器移植法の関係性 …………………………………… 120
　7. 終末期医療の対策と変容 ………………………………………………… 121
　8. 安楽死・尊厳死をめぐる問題点 ………………………………………… 121
　　　　8-1　安楽死・尊厳死を肯定する背景　　121
　　　　8-2　事前指示書の存在と患者の意思　　122
　　　　8-3　「無益」な延命治療　　122
　　　　8-4　患者がどう生きたいか　　123
　9. 死ぬ権利とは何か ………………………………………………………… 123
　10.「安楽に生きる」「尊厳を持って生きる」………………………………… 124
　　補足資料 …………………………………………………………………… 126
　　Discussion ………………………………………………………………… 129

まとめ …………………………………………………………………………… 130
文献 ……………………………………………………………………………… 131
索引 ……………………………………………………………………………… 135

1章 あなたにとって「いのち」とは

1. いのちを問う

　みなさんはこれまでに「いのちって何」「生きているとはどういうことか」と不思議に思ったことはありませんか。これは、有史以来、人間が問い続けてきたテーマではないでしょうか。問い続けるのは、明快な答えがないからです。様々な角度から模索してみましょう。そのために必要なのが想像力です。

　まず、下記の質問に答えてみてください。直感でもかまいません。

問1　あなたのいのちは、誰からもらいましたか。
問2　あなたのいのちは、いつから続いていると思いますか。
問3　あなたがこの世に生まれた確率は、どれくらいだと思いますか。
問4　あなたがもしヒトでなかったら、どんな生きものになっていた（なりたい）と思いますか。
問5　あなたに最もよく似ている生きものをあげるとしたら何ですか。
問6　今日1日のうちで出会った生きものを思い出してください。
問7　生物と無生物、どこで区別していますか。
問8　アリとフクロウとサクラの木、どれが優れていると思いますか。
問9　同じ両親から生まれた兄弟姉妹でも、顔や性格が違うのはなぜだと思いますか。
問10　「生きものの多様性」という言葉から何を連想しますか。
問11　「生きものの共生」という言葉を聞いて何を連想しますか。
問12　「DNA」という言葉から何を連想しますか。
問13　あなたが今ここに存在する確率はどれくらいだと思いますか
問14　牛肉を食べてもウシにならないのはなぜですか。
問15　ヒトの顔はどうして丸いと思いますか。
問16　「生きていてよかったなあ」と思うのはどんな時ですか。
問17　いかなる「いのち」も平等だと思いますか。
問18　なぜ人は人を殺してしまうのでしょうか。
問19　今までに、自分だけで判断し決定してきたことがありますか。もしあればそれはどんなことですか。
問20　あなたの人生観に多大な影響を及ぼした人がいますか。
問21　あなたは最近、思いっきり笑ったことがありますか。
問22　医療者に納得のいかない説明を受けたことがありますか。その時あなたはどうしましたか。

問23　容姿端麗で頭のよい子どもができる技術があったら利用しますか。

問24　「障害」をもたない「五体満足」の子どもがほしいですか。

問25　遺伝子検査で自分がどんな遺伝子をもっているか知りたいですか。

問26　アブラムシ(注1)のように単為生殖で子どもができたらいいなと思いますか。

問27　不治の病に罹った場合、病名を告知してほしいですか。

問28　脳死という言葉に対して、どのようなイメージを持っていますか。

問29　「安楽死」という言葉に対して、どのようなイメージを持っていますか。

問30　「尊厳死」という言葉に対して、どのようなイメージを持っていますか。

問31　もしあなたがパートナーと人生を共にしてきた場合、どちらが先に「死ぬ」ことを望みますか。

問32　「自分のことが自分でできなくなった」場合、どうしますか（どう思いますか）。

問33　あなたは今、誰にも迷惑をかけないで生きていると思いますか。

問34　あなたが、「今、これをなくしたら自分らしくない」と思うほど、最も大事にしているもの（こと）は何ですか。

問35　あなたのいのちは誰のものですか。

2. いのちを考える

　問1〜問15は、あなたを含め生きものについて問うた生物学的な質問です。あなたの周りにはさまざまな生きものが存在し、あなたと何らかの関わりがあることを再認識してみましょう。

　2章・3章でも述べていますが、地球上にいるすべての生物は細胞から成り、細胞の中に存在するDNAという物質を基本にして生きています。そのDNAは38億年前に誕生し、それを基に、環境に合わせ多種多様な生きものが出現してきました。それぞれの生きものは自分の居場所を把握し、分相応の生き方をしつつ大きなネットワークを作っています。もちろんヒトもネットワークの中に存在する38億年の歴史の産物であり、唯一無二のいのちを受け取った生きものです。だからこそ「いのちを大切にしましょう」といわれるのかもしれません。ヒトも自然の一部であり、生きものの一員であることを再認識してください。

　問16〜問35は、生命科学の発展（4〜6章）を基にした様々な医療技術の進歩（7〜14章）を、社会やあなたはどのように捉えているのかを問うた質問です。

　近年の生命科学や医学・医療の進歩は著しいものがあり、私たちはその恩恵を多大に受けています。しかし、人間の誕生から死に至る様々な営みに技術が介入することによって、自然に生きて自然に死ぬことも難しくなってきました。科学技術と倫理的・法的・社会的な関わりを考えることも必要になってきます。

　技術的に可能なことと、やって良いことは別です。法的に認められていても、社会的に不自然なこともあり、社会的に認められていても、道徳的に納得がいかないこともあります。

　「いのちって何」という質問には、いのちの数だけ答えがあるはずです。「生命倫理学」は、共通の規範や原理を提供し、いのちについて考えていく学問です。生命倫理学は医療者だけの学問ではなく、今ここに生きている私たちの問題です。あらゆる生きものとのつながりも忘れずに、いのちについて議論していきましょう。

注1　アブラムシ：カメムシ目に属する昆虫。単為生殖では、雌の体内で作られた卵が受精することなく発育する。

3. いのちを想像する

　いのちを問うときに大事なことは、あらゆる角度から色々な立場に立って考えてみることです。すなわち想像力が必要です。

　実は私たちの脳は、私たちの預かり知らないところで、神経細胞を繋ぎ、想像力を発揮しています。それは、時には脳の思い込みであったり、脳が都合のいいようにしか見ていない結果だったりします。

　図1で盲点を体験してください。まずは①の図を顔の正面にくるように持ち、右目を隠して左目だけで○を見つめ、図をゆっくり前後に動かしてください。×が消えるところがありませんか。それが盲点です。次に②の斜線の入った図も同じようにしてください。斜線と×はどうなりましたか。

　図2を見てください。木々に隠れている動物は何ですか。

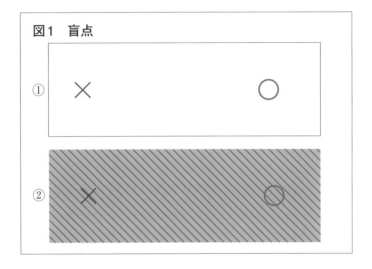

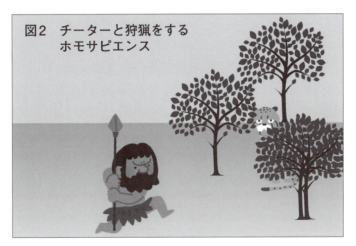

　図1：①盲点には視細胞がないので物が見えません。しかし②の場合は×が消えても×と重なる斜線部分は消えません。これは、脳が盲点の周囲の色やパターンなどの情報を知覚し、盲点を補おうとしたからです。これを脳の充填と言います。②の場合、盲点部分にも斜線があると脳が思い込んだのです。ないはずのものが見えてくるのは、脳の仕業によるものです。

図2：全体が見えなくても「チーターがいる」と私たちは認識します。脳が、パーツにとらわれずに全体をひとまとめに認識してくれるからです。この想像力は、狩猟生活のなかで獲得されました。闇夜に潜む敵をいち早く発見することが、助かる道でした。脳の思い込みが役立ったのです。

　見えないのに見えてきたり、切れているものをつないだりして、勝手に因果関係をつくり、解釈してしまうのが人間の脳です。すなわち、私たちが眼で見ているものは勝手に意味付けされて「そう見えているだけ」なのかもしれません。だからこそ、常に「真実ではないかもしれない」という感覚を持ち、物事を追求する目を持つことが大事です。これが「想像力」につながります。

アート・トリックコーナー

　この絵は古くから知られているデザインをもとに描きおこしたものです。2つの動物がいます。何と何がいるかわかりますか。答えは次のページにあります。

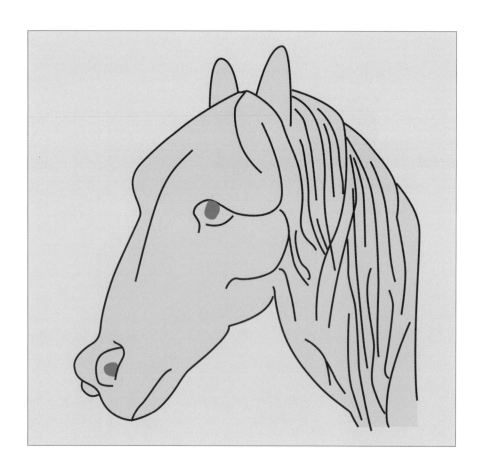

視点を変えると、まったく違うものが見えてきます。
「こうでなくてはならない」とか、「こうあるべきだ」と決めてかかると、たった1つの答えしか見えないときがあります。さまざまな角度から物ごとを考えてみましょう。

(前頁の答え)
　馬の絵が描かれていたことはわかりましたか。もうひとつは何でしょうか。このテキストを横にしてもう一度絵を見てください。カエルが見えてきませんか。

「ぼくが　ここに」

まど　みちお

ぼくが　ここに　いるとき
ほかの　どんなものも
ぼくに　かさなって
ここに　いることは　できない
もしも　ゾウが　ここに　いるならば
その　ゾウだけ
マメが　いるならば
その一つぶの　マメだけしか
ここにいることは　できない
ああ　このちきゅうの　うえでは
こんなに　だいじに
まもられているのだ
どんなものが　どんなところに
いるときにも
その「いること」こそが
なににも　まして
すばらしいこと　として

(まど　みちお, 2010,『どんな小さなものでもみつめていると宇宙につながっている—詩人まどみちお100歳の言葉』新潮社, p64-65)[1]

2章 ヒトも生きものの一員である

　私たち生きものはどこからきたのだろう。そしてどこへ向かっていくのだろう。
　「生命」は地球に誕生以来、38億年という長い時間をかけて様々な生きものを生み出してきました。ヒトも長い歴史の産物であり、自然の一部であり、そして他の生きものとどこかでつながっていることが、徐々に解明されてきました。この時間と空間を実感するために、生命の始まりと存続の歴史を見ていきましょう。

1. ヒトはどこからきたのだろう―生命の始まりとその歴史

1-1 無機物から有機物へ

　今から約150億年前に宇宙が誕生し(注1)、120億年前に銀河系ができたと推測されています。45億年前に地球が誕生し、38億年前に海の中の無機物から、アミノ酸やタンパク質、DNAやRNA分子などの有機物が出現しました。有機物の誕生には諸説あり、宇宙に存在した成分や海底の熱水の成分であったとも言われています。

1-2 細胞の出現

　35億年前、DNAやタンパク質が膜で包まれ、細胞が出来ました。すべての生きものはこの細胞から成り立っています。たった1個の細胞からなる単細胞生物（原核生物・原生生物）の他、徐々に複雑な小器官を持つものや、細胞同士が集合した多細胞生物も出現し(注2)、6億年前に多種多様な生きものが現れました。脊椎動物の誕生もこの頃です（図1, p.8）。

1-3 陸にあがった生物たち

　5億年前に、植物や昆虫類、両生類などの脊椎動物が陸にあがりました。約2億年前に恐竜が出現し、1億5千万年の間、陸上を支配していました。恐竜の絶滅原因は、現在、隕石説が有力です。

1-4 哺乳類の出現

　哺乳類や鳥類も恐竜の陰に隠れて2億年ほど前に誕生していました。やがて5,500万年ほど前に恐竜の時代が終わると、大量絶滅を逃れた小さな哺乳類が現れました。私たちの祖先である有胎盤哺乳類です。森林の中を夜だけ活動していましたが、やがて昼間も活動するようになり、環境に合わせて、姿形も多様化していきました。同じころネズミに似た小さな霊長類も出現し、樹上生活を

注1　ビッグ・バーン（大爆発説）
注2　原核生物（35億年前）→真核生物（21億年前）→多細胞生物（12億年前）

始めていました。ここから原猿類、真猿類、類人猿、そしてヒトに枝分かれしました。

1-5 ヒトの誕生

700万年前、地球は寒冷化によって乾燥し、熱帯雨林の減少とともにサバンナ（草原）が誕生しました。450万年前に、そのサバンナに1歩をふみだしたのがヒトの仲間だとされています(注3)。ヒトは、逃げ場のないサバンナで、集団で安全を守るために「協力」と「共感」という社会性を身につけ、コミュニケーションを発達させてきたと考えられています[1]。そして長い時間をかけて、二足歩行・脳の大型化、道具と火と言葉の使用、そして文明・文化を生み出しました。

2. 生きものの「共通性」と「多様性」と「共生」

2-1 「共通性」

地球上の生きものは、DNAをもった細胞でできています。DNAの構造やそのメカニズムは、どの生きものも同じです。これが生きものの「共通性」です。大腸菌もゴキブリもヒトも、共通のDNAをもっているということは、ヒトが決して特別な生きものでないことを示しています。

2-2 「多様性」

地球上には、姿・形・大きさが異なる多種多様な生き物が存在しています。同じ種でも異なる様相があります。現在、まだ見つかっていない種を含めて1000万種以上と推定されています。これが多様性です。この多様性は、38億年という長い年月の中で、DNAが少しずつ変化し、環境と折り合いをつけ、自然淘汰された姿・形です。それぞれ違うからこそ、生きものは全滅を免れました。

あなたが今、その姿・形でここにいるのは、38億年の歴史を背景に卵と精子から半分ずつ受け取ったDNAの組み合わせの結果です（☞3章）。どの半分をもらうのかは偶然に決まります。きょうだいでも顔・形が違うのはこのためです。

生物に優劣はありません。生態系のなかで、より強く、より大きいものだけが勝ち残ってきたわけではありません。多様性が保たれているということは、様々な生き方暮らし方をする生きものが存在できるということです。

2-3 「共生」

多様性があるからこそ関わりが持てます。この関わりが「共生」です。多様な生きものが環境や他の生きものと相互関係を持ちながら、様々な場所に生息しています。言い方を変えれば、個々の生きものが「わきまえて」生きているとも言えます。「わきまえて」とは、すなわち身の程にあった生き方をしているということです。これが共生の原点です。

異なるものが集まって全体を作り、その中の一つに「ヒト」もいるのです。ヒトは特別なものではなく何千種の内の一つの種に過ぎないのです。真剣にひたすら生きると同時に、あまり好き勝手なことはできないという生態系の枠組みの中にいることを改めて認識することが大事です。

みんな同じDNAでできているという共通性、だけどそれぞれ違うという多様性、だから一緒に生きていけるという共生、これらを意識できるのは人間だけではないでしょうか。

注3 ヒトの名前は、ホモ・サピエンス。生物学上の分類は、動物界・脊椎動物門・哺乳綱・霊長目・ヒト科・ヒト属・ヒト種。

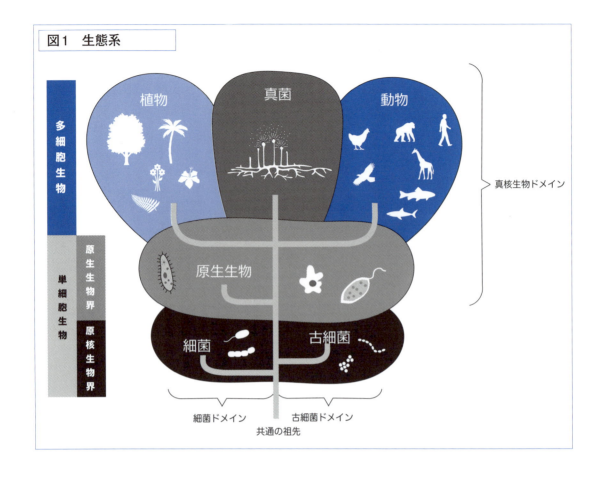

3. 生きるという字

　「生」という文字は、土の中にある種(たね)から芽が出て、双葉、本葉が生える姿を表していると言われています。しかし成長した姿だけが「生」の意味ではありません。生きものが成長するには、空

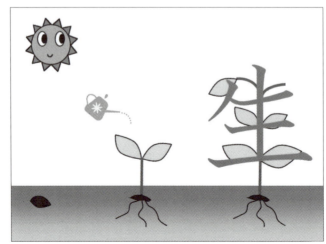

自分以外のものと関わりあって初めて生きることができる。

気と水が必要です。適当な温度と日の光があれば大きく育ちます。つまり、生きものは、必ず自分以外のもの（水、空気など）と関わりをもって初めて「生」きているといえます。生きるということは、他者と関わりをもつことだと捉えることもできます。

人間も、植物やヒト以外の動物と関わって生きています。そしてこれらを食して生きています。生きものは、他のいのちを奪わずにはおれない存在だということも理解しなければなりません。またそのことに感謝できるのは人間だけです。

4. まとめ

現在地球上に存在する生きものは、38億年のDNAの歴史を受け取ったという重要な意味をもっています。その確率は、天文学的な数字です。出会いや環境に一瞬のずれがあったら、私たちは、この姿や形でここにいません。「いのち」の尊厳は、ここにあるのではないでしょうか。

考えてみましょう ―「いのち」はなぜ大切なのか―

地球上のいくつかの国で、紛争や戦争が行われています。殺人事件は毎日のようにニュースになっています。見知らぬ人に殺される場合もありますが、親子の間でも殺人は起きています。

しかし、人間は本来、戦う生きものではないことは人類学史からも明らかにされています[2]。戦争や殺人は起こるものではなく、人間が意図的に起こすものです。だから例え一瞬で何万人もの命を奪う技術があっても、意図的に戦いを止めることができます。

なぜなら、「いのちはなぜ大切なのか、なぜ粗末にしてはいけないのか」を人間は考えることができるからです。正確で明快な答えはないかもしれません。しかし、考え続けられるのが人間です。想像力を豊かにし、相手の立場に限りなく近付ける力をつけていきましょう。これが生命倫理を勉強する目的でもあります。

朝

谷川俊太郎

また朝が来てぼくは生きていた
夜の間の夢をすっかり忘れてぼくは見た
柿の木の裸の枝が風にゆれ
首輪のない犬が日だまりに寝そべってるのを

百年前ぼくはここにいなかった
百年後ぼくはここにいないだろう
当たり前な所のようでいて
地上はきっと思いがけない場所なんだ

いつだったか子宮の中で
ぼくは小さな小さな卵だった
それから小さな小さな魚になって
それから小さな小さな鳥になって
それからやっとぼくは人間になった
十ヶ月を何千億年もかかって生きて
そんなこともぼくらは復習しなきゃ
今まで予習ばっかりしすぎたから

今朝一滴の水のすきとおった冷たさが
ぼくに人間とは何かを教える
魚たちと鳥たちとそして
ぼくを殺すかもしれぬけものとすら
その水をわかちあいたい

(谷川俊太郎, 2004,「朝」『あさ』アリス館, p22-23)[3]

✳︎✳︎✳︎ Discussion ✳︎✳︎✳︎

- **Q1** あなたの「いのち」は誰のものですか。答えた理由も聞かせてください。

- **Q2** もし、自ら「いのち」を絶とうとする人が目の前にいたら、あなたはどうしますか。

- **Q3** あなたの「いのち」と引き換えに、下記の人が助かると仮定してください。誰になら「私のいのちをあげてでも……」と思いますか。その理由も考えてください。
  パートナー（連れ合い・夫・妻・恋人）、子ども、兄弟姉妹、両親、友だち、近所の人。

- **Q4** トンボ・ゴキブリ・イワシ・ペリカン・ネズミ・ネコ・チンパンジー、どれを殺せてどれを殺せませんか。それはなぜですか。

- **Q5** 幼い子どもに聞かれました。「なぜ人を殺してはいけないの？」
  あなたはどのようにお話ししますか。

- **Q6** なぜ人は人を殺してしまうのでしょう。

- **Q7** 人の「いのち」はそれ自体で尊く、何ものにも代えがたいと思いますか。

3章
生命をつくりだす場「細胞」と遺伝情報「DNA」

　2章でみてきたように、生態系を作る多様な生物はすべてDNAという共通の祖先から生まれ、それを基に作られた「細胞」を持っています。生物学ではこの「細胞」の出現をもって、生命の誕生としています。ヒトも約37兆個の細胞からなっています。その37兆個の細胞は、たった1個の受精卵が自己複製しながら分裂を繰り返してできたものです。細胞の形や大きさは様々ですが、細胞のもっている「遺伝情報」はすべて同じです。

　では、細胞とはどんな構造と機能を持ち、また遺伝情報といわれる「DNA」とはどんな物質なのでしょうか。この章では、まず細胞やDNAの話をしていきましょう。4～6章の遺伝子技術の発展や遺伝性疾患の内容の基本となります。

1. 細胞の構造

　細胞は海から誕生しました。海の中にあった無機物や有機物（DNA）が、リン脂質という脂（あぶら）の膜に包まれたのが細胞の始まりです。脂（あぶら）の膜は、細胞の内と外を仕切る細胞膜となりました。やがて簡単な構造であった細胞内に、様々な機能を持った好気性細菌やラン藻類が共生するようになりました（細胞内共生説）。ミトコンドリアなどが細胞内小器官となり、DNAも核膜に包まれ、複雑な構造を持つ細胞（真核細胞）(注1) が形づくられました。

　細胞内小器官はそれぞれの役割を分担しながら、連携して生命を維持しています。学校や工場やパン屋さんが存在し、1つの街が成り立っているのと似ています（図1）。そして細胞がたくさん集まり、組織や器官となって個体を形成しています（多細胞生物）。

2. 細胞の機能

　細胞の働きには、増殖（自己複製）・分化・代謝機能があります（図2）。これは生きものに共通した特徴です。細胞は増殖する際に、受精卵と全く同じ「遺伝情報」をコピーします。これが自己複製です。そして、自己複製し増殖する過程のなかで、胃や心臓、肝臓になります。これを分化といいます。また、細胞は内外の環境に応じながら有機物質を分解（異化）あるいは合成（同化）し、生命活動に必要なエネルギーを獲得しています。このような生化学反応を代謝といいます。

　これらの細胞の働きの鍵を握っているのが、核内にある「DNA（デオキシリボ核酸）」です。

注1　細胞内に核膜に包まれた核と細胞内小器官を持つ。原核生物は核膜を持たない。（2章図1）。

3章 生命をつくりだす場「細胞」と遺伝情報「DNA」

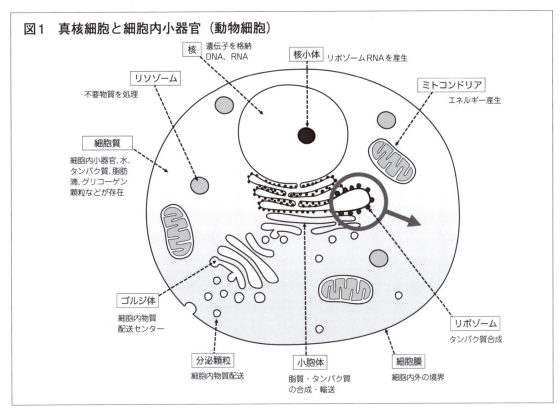

図1 真核細胞と細胞内小器官（動物細胞）

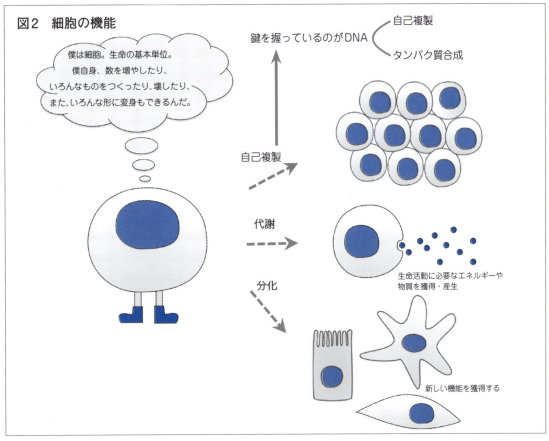

図2 細胞の機能

3. 核の中のDNA

3-1 二重らせん構造と遺伝情報の保存

「DNA」は、核酸分子(注2)の一種です。ヌクレオチド(注3)という分子が鎖状につながり、さらにその鎖が2本寄り合ってらせん構造を形成しています。ヌクレオチドを構成する塩基は、アデニン（A）・チミン（T）・シトシン（C）・グアニン（G）の4種類あり、（A）と（T）、（C）と（G）が常にペアで手をつなぎ、2本鎖を構築しています。2本鎖の長さは3mにもなり、塩基の数は60億塩基対（染色体46本）あります。この塩基の並び方が、「わたし」が生きていくための全遺伝情報となります。すなわちDNAは遺伝情報を保存している物質です（図3）。

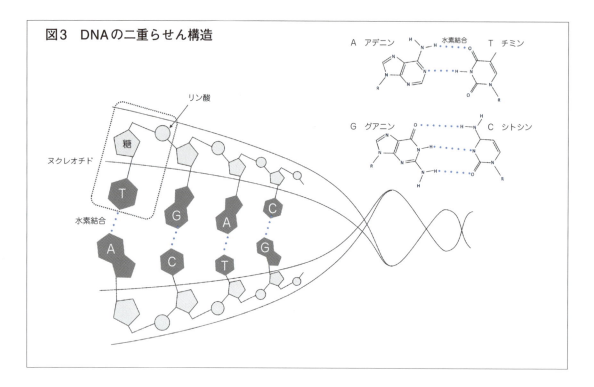

3-2 DNA・遺伝子・染色体・ゲノムの関係

①染色体

DNA2本鎖は、一本の紐状として存在せず、例えばヒトでは46本に分断され凝縮されています。この凝縮されたDNAを染色体といいます。46本の染色体は、父方（精子）と母方（卵子）からそれぞれ同じ形・大きさの染色体(注4)を23本ずつ（23対）受け継いでいます。

ヒトの場合、染色体は大きさの順に、1番から22番まで番号がつけられた22対の常染色体と、X染色体やY染色体と呼ばれる1対の性染色体からなります（図4）。

②遺伝子

DNAの塩基配列の中で、生物が生きていくために必要なタンパク質を作る領域を遺伝子といいます。ヒトが持つ遺伝子は2〜3万個ほどであり、全塩基配列の2〜3％にすぎません。ごくわず

注2 核酸にはDNAとRNA（リボ核酸）がある。RNAを構成する塩基はアデニン（A）・ウラシル（U）・シトシン（C）・グアニン（G）である。
注3 ヌクレオチド：糖とリン酸と塩基から構成される物質
注4 父方・母方から由来した形・大きさが同じ1対の染色体を相同染色体という。

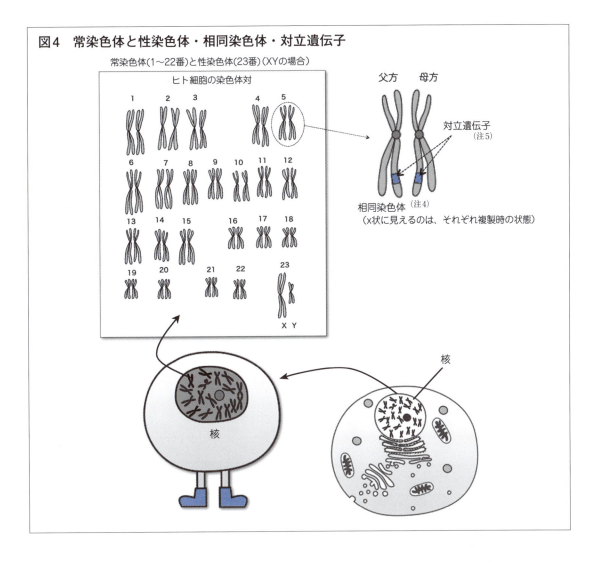

かの材料から多数のタンパク質が作られ、生命は活動しているのです（☞4章3-2節）。
　DNAの塩基配列には、遺伝子以外に遺伝子を調節している部分、DNAの複製時に絡まないように助けている部分、何をしているかまだわからない部分などがたくさん存在しています（図5）。
③ゲノム
　父方（精子）・母方（卵子）が持ち寄る23本の染色体には、ヒトがヒトとして生きていくための情報すべてが入っています。このように、遺伝子も遺伝子でない部分も含めて「ある生物体のもつ遺伝情報の全体」をゲノムといいます。ヒトなら「ヒトゲノム」、イヌなら「イヌゲノム」となります。さらにヒトの中でも、たとえば佐藤さんと田中さんは「佐藤ゲノム」「田中ゲノム」をそれぞれ持っています（図5）。
　遺伝情報（塩基配列）が少しずつ異なるために、姿・形も違います。これが個性です。あなたとそっくりのゲノムを持っている人は存在しません。ゲノム全体で、生きていくという作業が行われていますから、何らかの疾患遺伝子を持っていてもそれがどう現れるかは、ゲノムが持つ情報とその遺伝子との関係性、あるいは置かれた細胞の環境によることがあります。

注5　対立遺伝子（図4）とは相同染色体の同じ位置にあって塩基配列が異なる遺伝子。私たちは同じ働きをする遺伝子を2つずつ持っている。

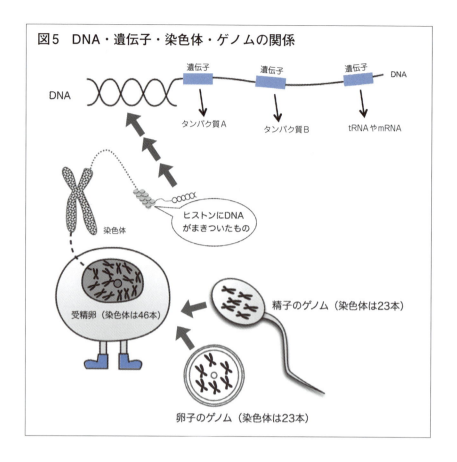

図5 DNA・遺伝子・染色体・ゲノムの関係

4. DNAのはたらき

細胞がうまく機能するためにDNAは以下のような働きをします（☞2節）。

4-1 自己複製

DNAが自己複製した後、細胞分裂が起こるため、元の細胞と同じ遺伝情報を持つ細胞が増殖します。DNAの自己複製の結果、私たちを構成する37兆の細胞はすべて受精卵と同じDNAを持っているわけです（図6、図9）。

4-2 タンパク質合成

生物を構成する細胞の遺伝情報はすべて同じですが、脳細胞や心筋細胞の働きは異なります。その理由は、それぞれの場所にそれぞれのタイミングで、必要なタンパク質が働いているからです。これによって分化も起こり代謝も機能します。

タンパク質はアミノ酸がつながった物質ですが、このアミノ酸の並び方を決定しているのがDNAの遺伝子部分です。タンパク質が合成される過程は、核内でDNA上の遺伝子部分の塩基配列をm-RNA（メッセンジャーRNA）が写しとる転写と、細胞質内でm-RNAの塩基配列に従ってt-RNA（トランスRNA）がアミノ酸を運ぶ翻訳という作業からなります。これらの流れをセントラルドグマといい、基本的に一方通行だといわれていますが、逆転写酵素を持つウィルスなどは、宿主細胞の中でRNAからDNAを作り出すこともできます（図7）。

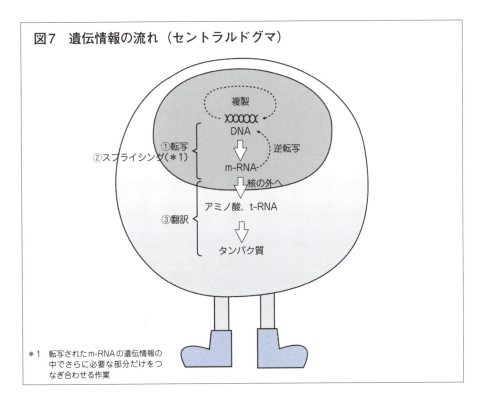

図6 DNAの自己複製（半保存的複製）

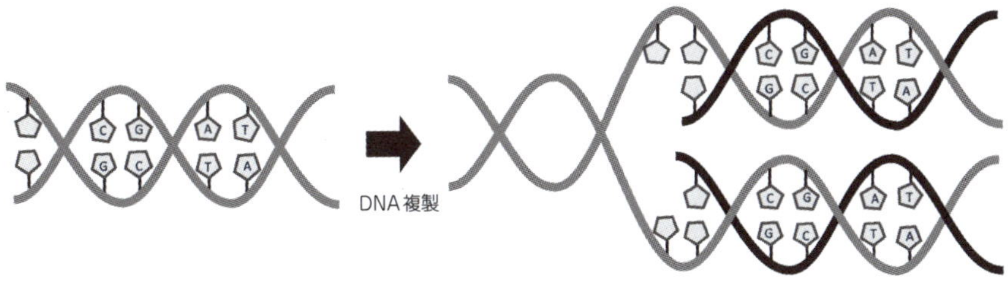

DNAの2本鎖は、チャックを開くようにほどかれ、ほどかれたそれぞれのDNA一本鎖を鋳型として、新しいDNA鎖を作っていく。このような複製様式を半保存的複製という。結果的に全く同じ情報をもったDNAが2本できることになる。

図7 遺伝情報の流れ（セントラルドグマ）

＊1 転写されたm-RNAの遺伝情報の中でさらに必要な部分だけをつなぎ合わせる作業

5. 遺伝と遺伝情報の伝え方——細胞分裂

DNAが持つ遺伝情報は、どの細胞にも正しく受け継がれなければなりません。それをうまく分配するのが細胞分裂です。細胞分裂には体細胞分裂と減数分裂の2種類があります。

5-1 体細胞と生殖細胞

私たちの体には体細胞と生殖細胞があります。生殖細胞とは遺伝情報を次世代に伝える細胞です。ヒトの場合、卵子と精子があり受精によって次世代の個体の中で働きます。生殖細胞以外の細胞を体細胞といいます。体細胞は個体の形成や維持に関与し、その個体のなかで働きます（図8）。

5-2 体細胞分裂

体細胞は受精卵と同一のDNAを持っています。このようにDNAを"そっくりそのまま"受け

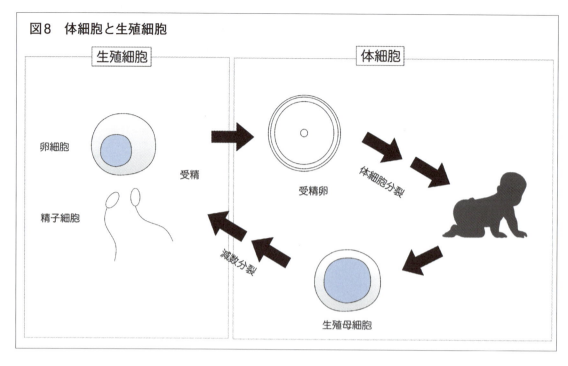

図8 体細胞と生殖細胞

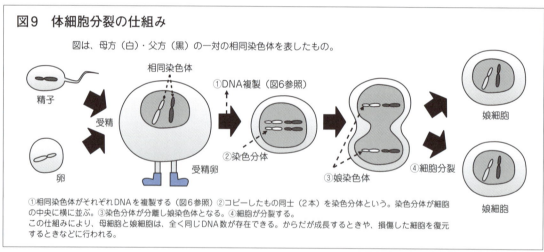

図9 体細胞分裂の仕組み

継ぐ(複製する)分裂を**体細胞分裂**といいます。分裂に先立ってDNAの自己複製が行われ、その後、細胞が二分されます(図9)。

5-3 減数分裂

新たな生殖細胞を生み出すための細胞分裂が**減数分裂**です。生殖細胞である精子・卵子は、合体して受精卵となるため染色体数およびDNA量は体細胞の半分にしておく必要があります。そのため減数分裂では、DNAの自己複製が起こった後、細胞分裂が2回続きます。ヒトの場合、生殖細胞には常染色体22本、性染色体1本が入っています(図10)。

5-4 減数分裂による多様性のしくみ

減数分裂の過程では、複製した母方・父方の染色体が、1番から23番までランダムに1本ずつ選

び出され、生殖細胞ができます。たとえば、1番染色体は母由来、2番染色体は父由来、3番染色体は母由来……などの組み合わせが考えられます。その組み合わせは、2の23乗＝約840万通りとなります。

そのうえ、相同染色体同士が結合し二価染色体を形成した時に、父方と母方の一部分に交叉が起こり遺伝情報を交換しますから、840万通り以上の卵子や精子ができます。卵子や精子各々にこの組み合わせがありますので、1個の受精卵ができる確率は、1/840万以上×1/840万以上という天文学的な数字になります。一卵性双生児を除けば、同じゲノムの組み合わせを持つヒトの可能性はゼロに近いということです（図11）。

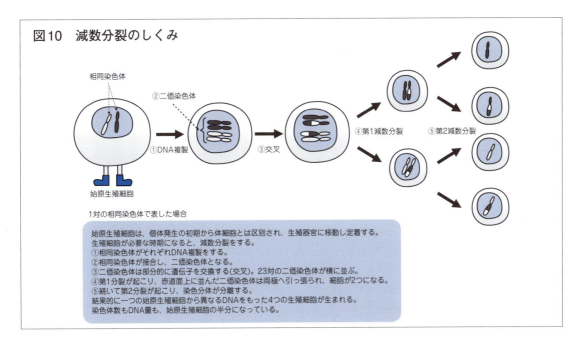

図10　減数分裂のしくみ

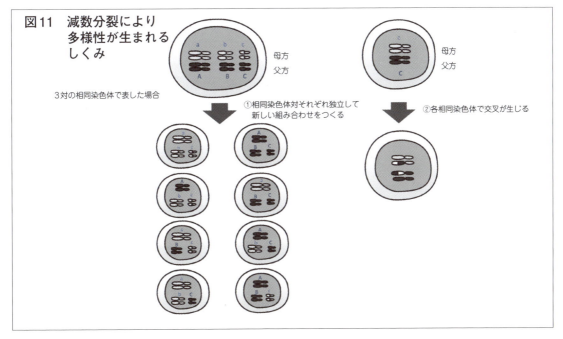

図11　減数分裂により多様性が生まれるしくみ

5-5 「分化」はメチル化のおかげ

　近年の研究で、分化が生じる理由が詳細にわかってきました。受精卵は、自分と同じ細胞を作り出すために分裂を繰り返すので、肝細胞も心筋細胞もDNA情報（ヌクレオチド配列）は同じです。しかし肝臓では、肝臓の代謝機能を担う酵素を大量生産しますが、心臓ではそのDNA情報を持っているにもかかわらず、作らないことがわかってきました。一方、心臓では心筋を構成するミオシンを大量に作りますが、肝臓ではDNA内にその情報を持っていますが作りません。

　その理由の1つに、DNAの情報を読めなくするような化学物質が、ヌクレオチド配列に付いていることがわかりました。これをメチル化と呼んでいます。メチル化の有無によって、DNA情報の読み方が異なるようです。たとえば同じ本なのに、心臓では心臓のページが読めますが、肝臓では心臓のページが読めなくなっています。つまり、細胞分化の過程で、細胞ごとに遺伝子のスイッチのオン・オフがメチル化によって機能し、それぞれ特有の細胞や組織が専門化されていくことがわかってきました。

　逆にメチル化を外せば、専門化する前の未分化の状態に戻るということです。これを人工的に行ったのがiPS細胞（☞5章コラム）です。そして、人工的ではなく、私たちの体のなかで何かの拍子で専門化していた細胞が初期の状態に戻り、受精卵のように細胞分裂を繰り返すことがあります。それが、がん細胞です。

　　　　　　　　　　自分の番　いのちのバトン　　　　　　　　　相田みつを

　　　　　　　父と母で二人
　　　　　　　父と母の両親で四人
　　　　　　　そのまた両親で八人
　　　　　　　こうしてかぞえてゆくと
　　　　　　　十代前で　千二十四人
　　　　　　　二十代前では———
　　　　　　　なんと百万人を越すんです

　　　　　　　過去無量のいのちの
　　　　　　　バトンを受けついで
　　　　　　　いまここに自分の番を生きている
　　　　　　　それがあなたのいのちです
　　　　　　　それがわたしのいのちです

　　　　　　　　　　　　　　　（相田みつを，1984,『にんげんだもの』文化出版局)[1]

4章

遺伝子を探る、知る
遺伝子研究の発展──ヒトゲノム解析へ

　分子生物学の発展によって、遺伝子の本体がDNAであること、DNAが生命活動の鍵を握っていることが明確になってきました。DNAの構造や機能がわかってくると、遺伝子組み換え技術などが開発され、遺伝子に人工的な操作が介入し始めました。病気の遺伝子が、DNAの塩基配列のどの部分に存在するかをPCR法[注1]で分析し、遺伝性疾患などを化学的に同定することも可能になってきました。そしてこれらのアプローチが、ヒトゲノム解析につながり、現在のゲノム編集技術（☞5章）を導くことになります。

　遺伝子研究の発展は疾患の解明・治療につながる反面、遺伝子で人間のすべてが決まるという遺伝子決定論やレイシズム（人種主義）ひいては遺伝子レベルでの優生学的な思想を助長する側面も持ちます（☞5章4節）。

　4章・5章にわたって遺伝子研究の発展過程を眺めつつ、研究成果に付随してくる倫理的課題を見ていきましょう。

1. DNAの発見からバイオテクノロジーへ

　19世紀の中頃に、DNAが核酸の一種であることが生化学的な手法で発見されました。その後、細胞学や遺伝学も進展し遺伝子とDNAとの関わりが推測され始めました。20世紀の前半、物理学者ボーア（N. Bohr）とシュレディンガー（E. Schrödinger）は、量子力学では計り知れない生命現象に関心を持ちました。そこで、生物体を物質システムと捉える一方で、物理学的な因果的分析と生物学的な適応力と自由度という現象は、互いに補い合う「相補性」の関係にあると考え、この概念を生命現象に適用し生命の存在を探ろうとしました[1][注2]。分子生物学の誕生です。

　1950年代になり、ハーシとチェイスがバクテリアファージ（ウイルス）を使った実験をし、DNAが遺伝子であることを発見しました[注3]。1953年には、ワトソンとクリックによってDNAの二重らせん構造が示され[注4]（☞3章3節）、さらにクリックによってセントラルドグマ（☞3章4-2、図7）も提唱され、遺伝情報の伝達の仕組みに塩基配列が大きく関与していることがわかってきました。こうしてDNAが生命現象の鍵を握っている物質であることが解明されていきました。DNAは物理化学的に操作可能で編集可能な対象となり、バイオテクノロジーが発展していきます。

注1　PCR法：極めて微量のDNA断片を短時間で大量に増殖する方法
注2　ボーア（N. Bohr）（1885-1962）、シュレディンガー（E. Schrödinger）（1887-1961）
注3　ハーシとチェイスの実験：大腸菌に感染するウイルスに放射線を出す元素を取り込み感染させたところ、大腸菌の中にウイルスのDNAだけが入り込み、増殖することを発見した。
注4　ジェームズ・ワトソン（J. D. Watson）（1928-）、フランシス・クリック（F. C. Crick）（1916-2004）

2. バイオテクノロジーの発展

バイオテクノロジーとは、対象となる生物の生命現象を物理化学的に分析し、分子や遺伝子のレベルで操作を加えて新たな生命現象を作り出す技術のことです。この技術の応用や拡大には常に倫理的問題が伴います。前述のセントラルドグマを解明したクリックも、人間機械論という生命観を持ち、遺伝子の間違いは機械的に受け継がれると主張しました。すべてはDNAで決まるという遺伝子決定論です。この考えを持つJ・モノーは、『偶然と必然』という著書の中で[2)]、DNAが傷ついた遺伝的障害者の増大は人類を滅亡に向かわせるという内容を記しています。このように、科学の名による差別と偏見が技術の発展とともに大きくなっていくことも看過できません。この節では、バイオテクノロジーの発展過程と倫理的課題を見ていきます。

2-1 遺伝子組み換え技術

バイオテクノロジーの関心を高めた技術に、1973年の**遺伝子組み換え技術**があります。大腸菌の持つプラスミド[(注5)]というDNAに目的の遺伝子（DNA断片）を組み込み、他の生物に戻し形質転換させる技術です（図1）。種の壁を越えて組み換えたい遺伝子を増殖することができます。この技術には、組み込みたいDNAを切るハサミ（制限酵素）とプラスミドとをつなぐ糊（DNAリガーゼ）が必要です。この「切ってつなぐ」という基本的な技術は、疾患遺伝子の解明、遺伝子診断・遺伝子治療、遺伝子組み換え農作物など、医療・農業・工業における研究に欠かせない技術となっています。大腸菌を使ってヒトの成長ホルモンやインスリンを作り出すことも可能となりました。しかし、導入する遺伝子を探したり、遺伝子を導入するためのベクター（運び屋）の安全性や導入先への確実性など、課題が残る複雑な手法です。

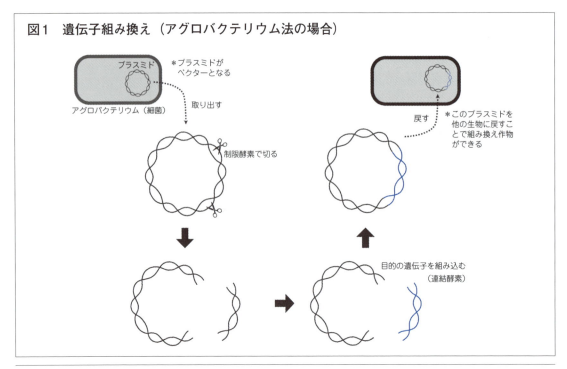

図1　遺伝子組み換え（アグロバクテリウム法の場合）

注5　プラスミド：細胞の核にある遺伝子とは別に、核の外にある遺伝子

2-2　アシロマ会議

　遺伝子組み換え技術は、種を超えて遺伝子を導入する方法であり、別種のDNA同士では起こりにくい性質を作り出す技術です。どのような遺伝子をつなげるかによって、危険な状態になる可能性があります。ここでバイオハザードという概念が出てきました。有害な生物が新たに出現するのではないかという安全性に対する懸念です。また長い時間をかけて自然が積み上げた生命の歴史に人為的操作が介入していいものかという倫理学的な観点も課題になりました。

　そこで1974年に実験の一時停止を求める「バーグ声明」が出されました。それを受けて1975年、生命操作の妥当性を問う「アシロマ会議」が研究者たちによって開かれ、安全対策の確保と研究者が遵守すべき規制基準が作られました(注6)。しかし、技術と共に実験の安全性も立証されていき次第に規制は緩和されていきました。日本でも1979年に組み換えDNA実験指針が作成されました。その後、実験から応用へと研究が進みますが、その規制は生物多様性条約のカルタヘナ議定書に従って行うとされています（☞補足資料1）。

2-3　DNAの塩基配列決定技術

　1970年代後半になって、DNAの塩基配列を物理・化学的に解析する塩基配列決定技術が開発されました。この方法によって、タンパク質から塩基配列を決定するのではなく、直接DNAの塩基配列を同定してアミノ酸配列を決定することができるようになったのです。この開発のなかにPCR法があります。これらの技術がヒトゲノム解析計画につながります。

3. ヒトゲノム解析計画

　1990年、米国のエネルギー省と国立衛生研究所（NIH）は共同で、ヒトゲノムの全塩基配列を解読する計画「国際ヒトゲノム解析計画（Human Genome Project）」を開始しました。目的は、全塩基配列の決定と、病気の原因となる遺伝子が染色体上に位置づけられるようにすること（遺伝子地図の作製）です。

3-1　倫理的・法的・社会的課題の検討グループ

　ヒトゲノム解析計画を開始するにあたり、この研究によってもたらされる倫理的・法的・社会的課題「ELSI（エルシー）(注7)問題」を検討するワーキング・グループが発足しました。ELSIへの取り組みとして、遺伝情報の使用における公平性・人権の問題・プライバシーの保護・医療への影響・ヒトゲノム計画の成果の商業化などが取り上げられました。

3-2　全ゲノムの解読完了による結果

　ヒトゲノム解析計画に各国が参入し、2003年4月、全ゲノムの塩基配列解読が完了しました。その結果、遺伝子の数は約2～3万と推定されました。この数は最初の予想を遥かに下回っていましたが、1つの遺伝子から多様なタンパク質が合成され、その仕組みと機能が非常に複雑でかつ変化に富んだものであることが明らかにされました。また、他の生物のゲノムとの比較で、ヒトへの進化の過程が遺伝子レベルで解明される可能性も出てきました。たとえば、チンパンジーの遺伝子配

注6　カリフォルニア州アシロマで開かれた、組み換え遺伝子の導入による安全対策の確保と実験に関する遵守すべき事柄などの規制案作りの会議。物理的封じ込めと生物学的封じ込めを実験指針として出した（米国NIH国立衛生研究所）。
注7　Ethical, Legal and Social Implicationsの略。1989年、国立衛生研究所とエネルギー庁が共同でELSIワーキンググループを設置。

列との差は、わずか1.5％であることがわかりました。このほか、個体識別や親子鑑定にも利用されています。

その後、遺伝子の発見やタンパク質の働きを解明する研究が進み、有用な遺伝子が特定できればそれを切り取り、本来その生物にはない遺伝子を組み込んだり、正常な遺伝子を組み換えたりすることも可能になりました。このように生物の遺伝子の塩基配列を人為的に変化させることを遺伝子操作といいます。遺伝子操作技術はさらに開発され、2020年に発表されたクリスパー・キャス9（クリスパー・キャスナイン）はゲノム編集に欠かせない技術となりました（☞5章）。

4. 遺伝子研究と医療

遺伝子操作の開発は生命科学の発展に寄与する一方で、倫理学的な問題ももたらします。ここでは、特に医療に応用される遺伝子診断・遺伝子治療・オーダーメイド医療とそれに伴う倫理的問題を見ていきましょう。

4-1 遺伝子診断

遺伝子診断とは、遺伝子の塩基配列の変異を生化学的に検査し（遺伝子検査）(注8)、病気を確定する診断のことです。1970年頃から開発されました。遺伝子診断の対象は、感染した外来遺伝子（ウィルスや細菌など）とヒト遺伝子です。外来遺伝子の診断は感染症診断に用いられます。ヒト遺伝子の診断では、体細胞変異（後天的に獲得された腫瘍細胞の変異）(注9)と生殖細胞系列変異（先天性の遺伝子変異）を調べます。

生殖細胞系列変異の診断には、家族性のがんや子孫に遺伝する（可能性がある）遺伝性疾患の他、受精卵診断や出生前診断（☞10章）、生まれた後の発症前診断や易罹患性診断（☞補足資料2）があります。発症前診断は主に常染色体顕性（優性）遺伝の単一遺伝子疾患が対象になりますが、その多くは難病で、診断が確定されても有効な予防や治療法がまだ見つかっていないのが現状です。

4-2 遺伝子診断の倫理的課題

倫理的問題が伴う遺伝子診断に生殖細胞系列変異の診断（遺伝学的検査）があります。これらの診断結果は、本人だけでなく血縁者で一部共有されていることから、その情報は「知る権利」と「知らないでいる権利」の両方が保証されなければなりません(注10)。遺伝学的検査に伴う結果や影響を患者や家族にわかりやすく説明し、それに伴う精神的援助を行うために遺伝カウンセリングは必要ですが、臨床現場で充実したシステムが存在している例はまだ少ないようです（☞補足資料3）。

また、出生前診断は、診断結果による中絶が倫理的問題となります。障害や疾患の有無がいのちの選別の線引きになってしまい、優生学的な障害者差別につながる懸念があります。

受精卵診断は、子宮に胚移植する前に診断されるため中絶は避けられる可能性がありますが、優生学的な線引きが見えにくくなるという問題が残ります。また、疾患の有無の診断だけでなく、男女産み分けや臍帯血移植ができる「ドナー・ベビー」の選択に使われています（☞10章補足資料1）。

発症前診断の場合、例えばハンチントン病は、原因遺伝子も特定され平均50歳ぐらいで発症す

注8　遺伝子検査は検査そのものを指し、前後のカウンセリングも含めて一連の診断を下すことを遺伝子診断という。
注9　体細胞変異の診断には、がん細胞の診断・腫瘍細胞の悪性度の判定、遺伝子疾患の判定などがある。遺伝子診断のうち、医療保険が適用できる検査は、2021年現在で約140種類あります。
注10　診断の結果が陽性であった場合、血縁関係者に情報共有すべきかどうか、また血縁関係者の意思に関わらず診断を受けるかどうかの選択も迫ることになる。

る可能性があることもわかっていますが、まだ治療法がない疾患です（☞6章補足資料3）。発症前の検査で陽性と出た場合、将来に大きな不安を抱えることになり、遺伝子診断をすべきかどうかの判断は簡単ではありません。

遺伝子診断をするためには多くの遺伝子データが必要ですが、遺伝子情報は個人情報そのものであると同時に、家族や親戚まで関係してきます。データ収集と管理の方法や、情報提供者の利益をどのように優先するのかなど課題は多く残されています。

4-3　遺伝子治療

病気の遺伝子を持つ細胞に正常な遺伝子を導入する方法が**遺伝子治療**です。無毒化したレトロウィルスをベクター（遺伝子の運び屋）として利用します。病気の遺伝子は残したままであり、「遺伝子を治す」というより「導入した遺伝子で治す」という考え方が基本になっています。

初期の遺伝子治療は、1990年代に行われたADA欠損症などの単一遺伝子疾患が対象でした（☞補足資料4）。しかし、ベクターによる細胞のがん化がみられ、2010年頃まで遺伝子治療は停滞していました。その後、技術開発によってベクターの安全性が高まり、現在はがん治療やアルツハイマー病やパーキンソン病も治療の対象となってきています（☞5章コラム再生医療）[3]。

4-4　遺伝子治療の倫理的問題

現在の遺伝子治療は、体細胞に対してだけ実施されています。生殖細胞（精子や卵子）への遺伝子導入は、遺伝的な変化が子どもに伝わるため、安全性や倫理面で国際的に禁止されています[4]。しかし、遺伝子疾患を一代限りで終わらせるために、生殖細胞の遺伝子治療が有効とされ、解禁を求める声もあります。病気のためなら受精卵を改変していいのかという問題を抱える一方で、ゲノム編集技術も発展し、各国で規制を緩和する議論が交わされています（☞5章3節）。

体細胞の遺伝子治療も、人間集団内の遺伝子頻度という自然な状態への人為的な介入であり、「人間個人の遺伝子組成への「不可侵性」などの問題」とともに議論すべきであるという見解もあります[5]。

4-5　オーダーメイド医療（tailor made medicine）

一塩基多型（SNP）の違いにより、個人の体質に応じた薬剤や投薬量が決定され、副作用の少ない治療法が選択できるというのが、オーダーメイド医療です（☞6章3-4節）。しかし、こうした診断を確実にするためには、大量のヒト集団のDNAサンプルを収集し、遺伝子を解析する必要があり、情報保護の点で倫理的課題が残されたままです。実際DNAの塩基配列のみによる個人の遺伝的特質の決定は、まだ研究段階です。

5. 全ゲノム解析がもたらすもの

ゲノム解析による遺伝子研究の成果は、医療面で多くのメリットを与えてくれます。しかし、遺伝子を探り追求することだけが中心になると、生きものが持つ全体像が見えにくくなる可能性もあります。既述した倫理的課題と重なる点もありますが、改めて考えてみましょう。

5-1　遺伝子情報の管理

　遺伝子情報は生涯変わることがなく、個人やその血縁関係まで特定できる情報です。このような大切な情報が、誰によってどのように管理されているのかが問題になります。遺伝子検査の結果が電子データとなりその保存先がインターネットにつながっている場合、アクセス不可能とは言い切れません。知らない間に第三者の手に渡ってしまうこと自体、プライバシーの侵害とも言えます。

　日本では、2001年に「ヒトゲノム・遺伝子解析研究に関する倫理指針」を策定し、個人情報保護の徹底を明示しています（☞補足資料5）。しかし、遺伝子の特許化や解析されたデータが産業利用されると、情報自体に資産価値がつき、価値が多様であるとすれば、そこに優劣も生じ遺伝子差別も起きます。差別の根底には、優生思想が横たわっている場合もあります。

　また、検査した自分の血液がどのように使われているのか詳細に追うことは困難です。実際、遺伝情報が漏れて生命保険に加入できなかった例や、雇用差別などが生じたりしています(注11)。ゲノムのデータが商業的資産になり、「わたし」というゲノムが、知らない間に資本の競争に巻き込まれるかもしれません。

5-2　遺伝子決定論

　生命現象のメカニズムを、遺伝子による物理的現象として捉える考え方を「遺伝子決定論」といいます。人間は、遺伝子という物理的存在に基づいて作られた物体に過ぎず、病気になるのも性格が決まるのもすべて遺伝子で決定されているという主張です。遺伝子の働きが個体の特徴の規定要因になっていることは間違いありませんが、疾患や性格の要因には、生活や社会環境との相互作用も大きく関与します。変異遺伝子があれば病気になるのか、遺伝子さえ治せば健康になるのか、あらためて考えてみる必要があります。

　遺伝子を操作する技術が、病気の治療だけではなく生殖技術にも応用されると、親の思い通りの子どもを人為的に創りだす「デザイナーベビー」の出現が可能になり、遺伝子操作の介入がない子どもより優れているという概念が生まれかねません。また遺伝子を意図的に強化することを「エンハンスメント」と言いますが(注12)、実社会でどこまで認められるのか線引きが難しい問題です（☞5章3節）。

　人間は、機械のように、壊れた部品を新しいものに取り替えれば済むような単純なシステムではできていません。

注11　アイスランドで、ある保険会社が患者に関する全医療情報を手に入れ、データベース化することで利潤を得た例がある（アイスランドの保健医療分野データベース法）。
注12　エンハンスメントとは、疾病や健康回復のための治療がその目的を超え、人間の運動能力や知的能力・精神力を必要以上に向上させ、強化すること。

補足資料

① **生物多様性条約**：地球規模の広がりで生物多様性を考え、その保全と持続可能な利用を目的とした条約。1993年に発行され、2024年現在195ヵ国が加盟。カルタヘナ議定書は生物多様性条約のもと、遺伝子組み換え生物の国境を超えた移動に関する詳細ルールを定めている。2003年に発行され、2023年現在171ヵ国が締結。日本も2003年に締結。

② **易罹患性診断**：多因子遺伝性疾患と呼ばれる多くの遺伝因子と環境要因が関与する慢性疾患への罹りやすさを診断する。診断の結果、生活習慣の管理や定期的な検査で発症を遅らせることができる。しかし、正確な診断には疾患の発症率や関連遺伝子の頻度など多くのデータが必要であり、また、環境要因の影響が大きいため発症の確実な予測は困難な場合がある。

③ **遺伝カウンセリング**：臨床遺伝専門医が中心になって行われているが、必要に応じて、分野別の専門医、精神科医、臨床心理士、看護師、ソーシャルワーカーなど、チームとして遺伝カウンセリングを行うことが望ましいとされている[1]。2005年に、日本遺伝カウンセリング学会と日本人類遺伝学会による「認定遺伝カウンセラー制度」が発足している。

④ **単一遺伝子疾患の遺伝子治療**：日本では1995年に北海道大学でADA（アデノシンデアミナーゼ）欠損症の治療が初めて行われた。ADAはリンパ球や胸腺で活性が高い酵素で、欠損すると全身の代謝障害と重篤な免疫不全に陥る（☞6章）。

⑤ 「ヒトゲノム・遺伝子解析研究に関する倫理指針」は、文部科学省・厚生労働省・経済産業省共通の指針として策定された[2]。その他、「ヒト遺伝子検査受託に関する倫理指針」[3]、「医療における遺伝学的検査・診断に関するガイドライン」[4]などが指針としてあげられている。

---

1) 遺伝医学関連学会, 2003, 「遺伝学的検査に関するガイドライン」
2) 文部科学省・厚生労働省・経済産業省, 2001, 「ヒトゲノム・遺伝子解析研究に関する倫理指針」, 2004年全部改正, 2005年・2008年一部改正.
3) 日本衛生検査所協会, 2022, 「ヒト遺伝子検査受託に関する倫理指針」
4) 日本医学会, 2022, 「医療における遺伝学的検査・診断に関するガイドライン」

✳︎✳︎✳︎ Discussion ✳︎✳︎✳︎

Q1 あなたは、遺伝子検査をして、自分の持つ病気の遺伝子や自分の体質を調べたいですか。調べたくないですか。それはなぜですか。

Q2 パートナー（法律婚・事実婚・同性婚・恋人など）に、遺伝子検査をしてほしいですか。してほしくないですか。それはなぜですか。

Q3 遺伝子操作によって、障害や病気がなくなると思いますか。もし、そのような社会になってくると、何が得られ、何が失われると思いますか。

Q4 あなたは、今20歳で、健康な状態にあるとします。あなたの母親はハンチントン病で亡くなりました。そして、その子どもであるあなたには、半分の確率でその遺伝病の因子が受け継がれている可能性があります。ハンチントン病は、40代以降に発症する場合が多く、今のところ予防も治療方法もありません。あなたは、遺伝子診断を受けますか。

(Alice Wexler, 1995, 『Mapping Fate: A Memoir of Family, Risk and Genetic Research』 University of California Press ＝武藤香織ら訳, 2003, 『ウエクスラー家の選択―遺伝子診断と向き合った家族』新潮社).

5章

遺伝子を操作する
──ゲノム編集で命を作り出す

　ゲノム編集とは、DNAに書かれた全遺伝情報を自由自在に書き換える技術です。2020年、ゲノム編集技術の一つであるクリスパー・キャス9（CRISPR/Cas9）を開発した2人の科学者がノーベル化学賞を受賞しました。

　ゲノム編集技術の汎用性は高く、疾患治療への応用や農作物や家畜などの品種改良にも利用されています。一方で「デザイナーベビー」「エンハンスメント」など、意図的に「良い」「優秀」な遺伝子を編集して命を作り出すことも可能です。

　この章では、ゲノム編集の実態と技術がもたらす倫理的課題についてみていきます。

1. クリスパー・キャス9

　「クリスパー・キャス9（以下、クリスパー）」が今までの遺伝子組み換え技術（☞4章2-1節）と異なる点は、DNA上の狙った塩基配列をピンポイントで改変できる点と、その扱いが簡単で安価な技術であり、どの生物にも応用が効くという汎用性の高さです。

1-1　探して、切る

　クリスパーは、狙った遺伝子（DNA塩基配列）を「探して、切る」技術です。「探す」部分を担当するのは、標的遺伝子の場所まで誘導する「ガイドRNA」という物質です。ガイドRNAは20塩基ほどの長さで構成されており、自分の塩基配列に照合する標的遺伝子を見つけると、今度は「切る」部分を担当するCas9と呼ばれるタンパク質で二重鎖を切断します。この一連の作業によって、目的遺伝子の働きが切断されます（図1の①）。

1-2　DNAの修復

　「探して、切る」という作業に続くのが「DNAの修復」です。そもそもDNAは修復機能を持っています。傷が治るのも日焼けが治ってくるのもDNAの修復機能があるからです。修復機能には2つあって、一つは切断された末端同士をつなぎ合わせる方法（非相同末端結合修復）と、もう一つは切断されたDNA配列と同じ配列を鋳型として元通りに修復する方法（相同組み換え修復）です（図1の②）。

　前者は末端の塩基が欠損していてもとりあえずつながろうとしますが、遺伝情報が書き換わり、その結果機能を失うことがあります。これをノックアウトといいます[注1]。ゲノム編集では、この

注1　ノックアウト：目的遺伝子の機能を失活させること。特定の遺伝子の働きや関与する疾患のメカニズムを解明するために使用される手法

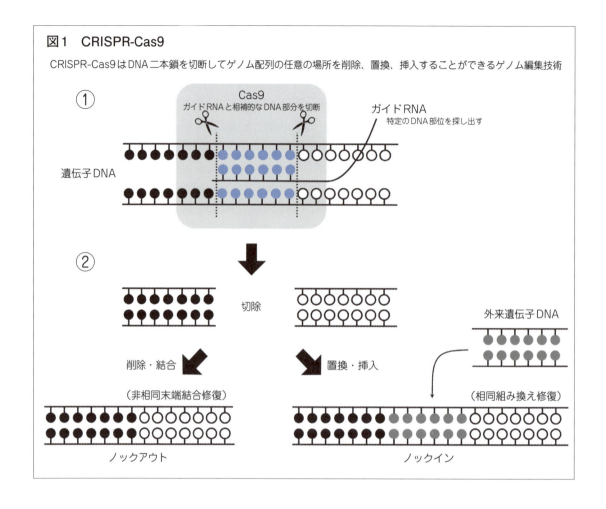

図1 CRISPR-Cas9
CRISPR-Cas9はDNA二本鎖を切断してゲノム配列の任意の場所を削除、置換、挿入することができるゲノム編集技術

ミスの多い非相同末端結合修復を用います。自然界における突然変異を、ゲノム編集では意図的に短時間で作り出せるということです（☞補足資料1）。

　このノックアウト操作によって、現在多くの動物や植物が品種改良されています。例えば、ミオスタチンという筋肉を制御する遺伝子を破壊すると、筋肉の成長が止まらず筋肉量が多い魚や家畜ができます。あるいは、成長ホルモンの受容体遺伝子をノックアウトすると成長ホルモンがはたらかず、小さな豚（マイクロブタ）が作成できます。短時間で品種改良ができるわけです（☞補足資料2）。

　相同組み換え修復は、減数分裂の遺伝子組み換え（交叉）時に起こる現象を利用します（☞3章5-4節）。一方の相同染色体の塩基配列を鋳型にするので、正しい修復が起こります。ゲノム編集の場合、切断部分にぴったりはまる望みの遺伝子をクリスパーと一緒に入れておけば、元のDNAが再生される代わりにこの遺伝子による新しい品種ができます（☞補足資料3）。これを**ノックイン**と言います[注2]。疾患遺伝子の場合は、正常な遺伝子を入れておけば治療になります（☞2節）。

　ゲノム編集とは、「探して・切って」、修復の際に遺伝子を「ノックアウト」あるいは「ノックイン」するのが基本的な仕組みです[1]。

注2　ノックイン：切断された部分に新しい遺伝子（塩基配列）を入れて機能させるプロセス。

2. ゲノム編集による遺伝子治療

　ゲノム編集による遺伝子治療も出てきました。従来の遺伝子治療は、病因遺伝子は残したまま、正常な遺伝子を導入した細胞を体内に投与する方法でした。狙った（治療したい）遺伝子に操作できるとは限らず、ベクター（遺伝子運び屋）によってがん化する恐れもあります（☞4章4-3節）。
　ゲノム編集は、細胞内の遺伝子そのものを直接改変・操作できる技術ですので、遺伝子への治療となります。異常遺伝子や不要な遺伝子を破壊し機能させなくするほか、正常な遺伝子を挿入することができます。ピンポイントの作業ですので成功率も高いです。体細胞を対象に、2011年に細胞外治療（ex vivo）の臨床試験が始まり、細胞内治療（in vivo）も2017年に始まっています(注3)（☞補足資料4、5）。

3. ヒト受精卵・生殖細胞に対するゲノム編集の規制

　1990年代は、遺伝子治療や、体外受精と遺伝子組み替えを利用したクローン技術も登場し(注4)、生殖細胞系列の遺伝子編集の土台が作られた時期でした。2000年代は、精子や卵子を理論的には作成することが可能なES細胞やiPS細胞などの技術も開発されました（☞コラム　再生医療）。この間、各国では受精卵を対象にした遺伝子改変について何度も議論され、ヒトの生殖細胞系列の遺伝子を改変してはならないというのが世界共通認識となっていました。
　しかし、ゲノム編集が登場して以来、病気治療のためなら改変してもいいのではないか、さらには、より健康な子ども、もっと能力の高い子どもをデザインする試み（デザイナーベビー）や治療を超えた「強化」（エンハンスメント）も遺伝子操作で可能なら許されるのではないかという傾向になってきています（☞4章5-2節）。
　遺伝子を触る＝人類の遺産の領域に介入するという感覚は、可能な技術があるとその線引きが分からなくなり、薄れてきます。生命倫理の分野でいう「滑り坂論」(注5)は、どの時代でもどの課題に対しても懸念され議論されています。

3-1　受精卵のゲノム編集の緩和

　2015年、米国で「ヒト遺伝子編集に関するサミット」（ナパ会議）が開催されました。生殖細胞への遺伝子改変は禁じていたものの、安全性や有効性が確認された場合は再考が必要だが将来的には否定しないという内容でした。2017年、全米アカデミーと医学アカデミーによる報告書には、他に治療法がない重い遺伝性疾患や障害の治療の場合のみ、生殖系細胞を編集しても良いとの内容を挙げています。2018年、英国のナフィールド生命倫理評議会も、「生まれてくる子どもの福祉」「社会の格差や差別を助長しない」を条件に生殖細胞への編集を認め得るとしています。
　日本では「日本学術会議」と「生命倫理専門調査会」が中心となって、2015年に「ヒト受精胚へのゲノム編集技術を用いる研究について」の中間報告を出しています。その内容は、「ヒト受精胚は人そのものではないが、人の生命の萌芽であり尊重すべきである」と位置付け、「ヒト受精胚の研究目的での作成・利用」は認められないとしています。その上で、例外的に「生殖補助医療研

注3　細胞外治療（ex vivo）とは、患者の細胞を取り出して生体外でゲノム編集により改変した後、正常になった細胞を再び体に戻す方法。細胞内治療（in vivo）とは患者の生体内でゲノム編集操作を行う方法。
注4　1996年、英国で生殖細胞とクローン技術を利用したクローン羊ドリーが誕生した。A羊の体細胞から核を取り出し、別のB羊の核を取り除いた卵細胞に移植し細胞分裂をくりかえした後、C羊の子宮に戻す方法を使った。ドリーはA羊のクローンである。
注5　ある一つの応用技術や考え方の線引きを認めてしまうと、滑るように先にある応用も認めてしまうこと。

究のため」や「先天性の難病に関する研究」は容認の余地があるとしています。一方で、ヒト受精胚に対する遺伝子治療は現時点では容認できないとしています。

3-2 ゲノム編集されたベビーの誕生

　生殖細胞の遺伝子操作の臨床応用が倫理的に許されるかどうか、世界各国で議論されている最中の2018年に、中国でゲノム編集した受精卵を作成し双子のベビーを誕生させたことが公表されました。HIV感染者の夫と非感染者の妻の間で体外受精を行い、受精卵にHIV感染関連の遺伝子を破壊するようゲノム編集をし、HIVに感染しないベビーを誕生させたのです。この実例に対して、編集する必要があったのか、親へのインフォームド・コンセントはどのようになされたのか、異なる方法で子供にHIV感染を防ぐ方法はなかったのかなど、多くの課題が残りました。

　遺伝性疾患の治療のためならゲノム編集して疾患を治すほうがいいと考える人が、今後増えてくるかもしれません。しかし、子どもたちの将来にどのようなリスクが生じるのか、もっと言えば人類全体の遺伝子プールに与える影響はわかりません。技術が可能性を導き出す限り、議論は常に必要です。

4. 遺伝子レベルの優生学

　遺伝子研究の発展の背景には、社会的経済的なものの考え方が影響していることは否定できません。イデオロギー（思想）と技術の発展の相補的な関係を概観してみましょう。

　生命現象を知るために遺伝子の実態が追求され始めた19世紀初頭に、経済学者マルサス（T・R Malthus）が人口論を発表しました。マルサスは白人至上主義者であり、人間社会には階級や不平等が必要という考えを持っていました。そしてイギリスの人類学者ゴルトンは、1869年に遺伝学と進化論を融合した優生学を提唱し、遺伝的に優秀な人間を増やし劣悪な人間を淘汰するという考えを示しました（☞補足資料6、7章13節）。生物学の分野ではヘッケルが生まれつきの気質が人間を決定するという一元論を主張しました。同時期にプレッツは、民族の衰亡に関わるような疾患の撲滅を図るという民族衛生学を主張しました。これをナチスのヒトラーが、優性政策に取り入れ推奨したのです。19世紀はレイシズム（人種主義）が登場した時期でもあり、白人が最も優れているとし、黄色人（日本人・中国人・モンゴル人など）や黒人はそれ以下という黄禍論が出てきました。

　日本も戦後ドイツの影響を受け、民族衛生学を取り入れ、身体障害者・精神障害者やハンセン病患者を対象に断種と隔離を行いました。

　このように遺伝子研究は、人種主義や白人至上主義、民族衛生主義とともに発展してきたともいえます。しかし、研究が発展することで科学という名のもとに差別が助長されるのでは本末転倒です。遺伝子の解析と人が生きていくということは別であり、解析することでどの命も唯一の存在であると認識することが重要です。

　このことに留意しながら次章のゲノム編集による問題点をみていきましょう。

5. ゲノム編集の問題点―優生思想の助長

　技術的問題としては、現時点でのクリスパーの技術は、狙った遺伝子とは異なる遺伝子を切断してしまう危険性を持っています。これをオフターゲットといいます。正常な遺伝子を切断してしま

うかもしれませんし、それにより、がんを誘発してしまう可能性があります。

このため医療への応用は、例えばがん治療の場合、免疫細胞を一旦外に取り出し、そのDNAをゲノム編集し体内に戻すという方法で治験が行われています。

倫理的課題としては、遺伝子決定論（☞4章5-2節）の下、遺伝性疾患や先天性難病は切り捨てていく方向で考えられていることです。その根源には優生学的な側面があります。病気を持っている人、障害を持っている人が生まれないようにする、悪い病気を引き継がれないようにする、といったことの中に優生思想的な考え方が含まれてはいないでしょうか。

日本は、優生保護法のもとで強制不妊手術を行った国です（☞10章4-3節の①）。障害のある人が子どもを産むことを国策で抑制したのです。遺伝性疾患を持つ受精卵を排除したり、望ましい遺伝子を編集することも、やはり優生思想と無縁ではないはずです。

遺伝子の総体が過去の人類からの貴重な遺産であると考えると、疾患の原因となる遺伝子を次世代に伝えないという選択よりも、疾患によるさまざまな影響を受け入れられる社会の構築も必要です。

またゲノム編集ベビーの出産目的が「遺伝子疾患の予防」に留まるでしょうか。前述したHIVに罹らない体質の編集は、がんになりにくい、高血圧になりにくい、肥満になりにくいなど、あらゆる病気にならない体を編集することも可能です。ひいては、エンハンスメントの技術に応用されることも考えられます。

生きものは、調和と恒常性の維持という「動的平衡」で成り立っています[2]。遺伝子は行き過ぎがあれば抑制してその調和をもたらし、バランスを取る工夫を45億年の間、自然に積み重ねてきました。ゲノム編集が、生命の最も大切な仕組みを人為的に破壊する技術にならないよう、常に検証していく必要があります。

✳✳✳ Discussion ✳✳✳

Q1 あなたは、集中力が続かず暗記力もあまりない方だとします。ゲノム編集を利用して、集中力も暗記力も高める（エンハンスメントを行う）ことが可能であれば、あなたはこの技術を使いますか。

補足資料

① 自然界の突然変異：何らかの都合で遺伝子の働きが壊れ、修復できず現れるごく稀な現象。遺伝性疾患のなかには突然変異によるものもある。ゲノム編集は、遺伝性疾患を意図的に作り出すことも可能である。

② ノックアウト操作による品種改良：このほか、高血圧予防のトマト（GABAを多く含むトマト）・変色しない白色マッシュルーム・ツノの生えないホルスタイン・成長の早いサバ・二日酔いしないワインなど。運動機能を抑えたおとなしい扱いやすいマグロも作られている。

③ ノックインによる品種改良：植物を対象にしたゲノム編集では、除草剤耐性能改変稲やスギ花粉症緩和米などの栽培が行われている。動物では、ネズミの皮膚を作る遺伝子を止めて人間の皮膚を作る遺伝子を導入し、人間の皮膚を持ったネズミを誕生させている。皮膚のアレルギー実験に応用するなど、製薬会社や化粧品会社で研究が行われている。

④ 細胞外でのゲノム編集による治療
  1) HIV（エイズウィルス）感染者に対するゲノム治療（2011年）：感染の入り口となる細胞表面の受容体遺伝子を破壊（ノックアウト）すると、入り口を失ったHIVはTリンパ球細胞に結合・侵入できない（エイズは本来Tリンパ球を破壊する）
  2) 急性リンパ性白血病に対する治療（CAR-T細胞の導入）（2015年）：健康な提供者（ドナー）のT細胞に、患者体内のがん細胞を攻撃する遺伝子を編集し（同時に患者自身の細胞は攻撃しないように編集）、患者の体内に戻す。CAR-T細胞の導入と同じ免疫療法。
  3) 肺がん治療（2016年）：PD-1（T細胞の表面にある受容体で免疫機構のブレーキ役として働くタンパク質）の遺伝子をクリスパーで破壊し、免疫機構のブレーキを止め活性化させる方法。2014年、治療薬としては「オプジーボ[注1]」が日本で承認された。

⑤ 細胞内でのゲノム編集による治療
  1) デユシェン型筋ジストロフィー治療（日本）：患者の細胞からiPS細胞を作り、ゲノム編集でジストロフィンタンパク質の異常遺伝子を壊し修復する。
  2) 血友病：（マウス実験の段階）血液凝固因子を製造する肝臓に、血液凝固因子が作れるようにゲノム編集した遺伝子を入れた結果、変異遺伝子の一部が正常遺伝子に置き換えられた。

注1 PD-1分子の機能を解明しオプジーボという抗体薬を開発したのは、京都大学の本庶佑研究チームである。2018年のノーベル医学生理学賞を受賞。

⑥ 「優生学」は、19世紀後半、イギリスでフランシス・ゴルトン（Sir Francis Galton）によって提唱された。彼は、人間の性質を規定するものとして遺伝的要因があることに着目し、社会が発展を遂げるためには、人間が持つ生得的な性質の改良が最善であると主張した。そして、劣悪な遺伝子の淘汰や優秀な遺伝子の保存・増加を目指す理論・研究を優生学と定義した。

再生医療－ES細胞・iPS細胞

　再生医療とは、損傷した組織や細胞に自分の細胞を利用して機能を回復させる医療行為を指す。再生医療の代表的な研究がES細胞・iPS細胞である。

　胚盤胞の状態まで進んだ胚から、胚の一部である内部細胞塊を取り出し、それに特殊な培養を施し、初期状態に戻す技術ができた。どんな細胞にもなれる幹細胞が作られたのである。これをES細胞（胚性幹細胞：embryonic stem cells）という。1981年にマウス由来、1998年にヒト由来で作製され、以来、様々な幹細胞に誘導することで、多くの疾患治療へ応用できるとして研究されてきた。たとえば、ES細胞から神経幹細胞をつくり、ドーパミンを生産させることで、パーキンソン病の治療に役立てる研究がすすめられている。しかし、倫理的な問題も残る。ES細胞は、体外受精で廃棄される胚（受精卵）を使用するからである。胚は、将来、胎児となり人になっていくものである。生命の始まりをどのように捉えるかという問題につながる。

　そこで、受精卵を使わず、乳腺細胞などの体細胞を使用し、組織や器官に分化誘導する多能性をもつ幹細胞が作り出された。これをiPS細胞（人工多能性幹細胞：induced pluripotent stem cell）という。2006年、マウスの皮膚細胞に4個の遺伝子を導入し作製され、初めてiPS細胞が作られた[注1]。2013年から臨床研究が始まり、加齢黄斑変性に対するiPS細胞由来の網膜上皮シート移植が実施された。2017年には、筋萎縮性側索硬化症（ALS）患者の皮膚細胞から作ったiPS細胞を用い、ALSの治療標的分子経路と運動ニューロンの細胞死を抑制する既存治療薬が同定された[1]。この治療薬は2024年6月に第二相治験で有効性が確認された[2]。2018年にはパーキンソン病の治験が始まり、2020年にはアルツハイマー病に対する治療薬の候補となる物質の研究もされている[3]。

　自分の細胞でiPS細胞を作り出せば、自分のための移植用組織や臓器を作ることが可能になるだろうといわれている。そうなると、臓器移植がもつ拒絶反応という問題がなくなる。しかし、人為的に変異させた細胞ががん化する可能性もあり、iPS細胞の効果や安全性の確認はこれからである。

　iPS細胞研究では、受精卵を使用しないという点で、倫理的にクリアした部分はある。しかし2021年、ヒトiPS細胞からヒト胚モデルの作成に成功している。研究が進めばiPS細胞も受精卵と同じ「将来、人になる」存在となり得る。iPS細胞を生命と捉えるか、研究利用のために作成・廃棄することが許されるのか、ES細胞と同じ問題を持つ。現在、iPS細胞からヒト胚の作成は禁じられているが[4]、ゲノム編集との組み合わせで受精胚への介入はすでに可能な領域にある。私たちは、技術があれば使うのか、技術があっても使用すべきでないのか、その岐路に立たされている。

注1
2012年、京都大学iPS細胞研究所所長の山中伸弥教授がノーベル生理学・医学賞を受賞。

1) 日本経済新聞，2017年5月25日朝刊38面，「ALSに白血病既存薬」
2) 日本経済新聞，2024年6月13日朝刊38面，「白血病既存薬ALS進行抑制」
3) 京都大学iPS細胞研究所，2018，「iPS細胞由来ドパミン神経前駆細胞を用いたパーキンソン病治療に関する医師主導治験」
4) 内閣府，2004，「ヒト胚の取り扱いに関する基本的考え方及びその見直し等に係る報告」

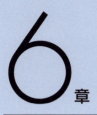

6章 遺伝性疾患の話

4〜5章でみてきたように、バイオテクノロジーの発展によって遺伝子診断や遺伝子治療が可能になってきました。この章では遺伝子解明の対象となる遺伝性疾患の基本的な知識を勉強していきます。

1. 形質と遺伝

生物の体や大きさ、手足の数などそれぞれの生物が持つ特徴を形質といい、この形質を決定しているのが遺伝子です。形質のいくつかは親から子に伝えられていきます。親の形質のいくつかが次世代に伝わることを遺伝といいます。

2. 遺伝子の変異

DNAの塩基配列は、放射性物質や紫外線などさまざまな外的要因によって変化します。このような塩基配列の変化を変異（突然変異）といいます。変異は、遺伝子領域に起こる場合と、遺伝子領域以外に起こる場合がありますが、DNAには修復機能が存在するので元に戻ることがほとんどです。しかし、遺伝子領域に変異があった際に、修復機能が追いつかず損傷が蓄積してしまうと、本来つくられるべきタンパク質が合成されなくなり病的な形質が現れることがあります。ただし変異の種類やタンパク質の機能低下の度合いになどによって、病状の程度はさまざまです(注1)。

3. 遺伝性疾患

病気の多くは、生活習慣を含めた環境要因と遺伝要因の相互作用によって発症しています。このうち、遺伝要因が発症に大きく関与している疾患を広義の遺伝性疾患といいます。遺伝要因には、遺伝子や染色体の変異がありますが、変異した遺伝子が必ず親から子に伝わるわけではありません。遺伝性疾患には、①単一遺伝子疾患、②染色体異常疾患、③多因子疾患、④遺伝子多型などがあります。

3-1 単一遺伝子疾患

ある1つの遺伝子の変異（あるいは1塩基の変異）が発症の原因となる疾患で、親から受け継い

注1 遺伝性疾患の中には、同じ家系内や同じ遺伝子型であっても、発症の年齢も割合も程度も異なる場合がある。変異遺伝子の不活性化が原因で発病しない場合もあるが、逆に、疾患遺伝子をもっていなくても、突然変異で発症する場合もある。

だ遺伝子変異の影響を受けやすくなります。このため、狭義の遺伝性疾患を指す場合があります。遺伝子の変異部位は特定されているのに、治療が難しい病気が多いのが特徴的です。単一遺伝子疾患を分類すると以下の3種類になります（☞補足資料1）。

1）常染色体潜性（劣性）遺伝病（図1）

　常染色体上の対立遺伝子の両方に変異がある場合にのみ発症します。対立遺伝子の一方だけに変異がある場合は保因者（潜在者）となり、発症はしません。両親が保因者同士の場合、その子どもは25％の確率で病気を発症します。

　常染色体潜性（劣性）遺伝病は、先天性代謝疾患を中心に600〜700種類が知られています。疾患によって幅がありますが、1万〜10万人に1人の割合で起こるものが多く、保因者である確率も高い疾患です。たとえば、4万人に1人の割合で起こる疾患の場合、保因者は約100人に1人の割合でいることになります（☞補足資料2）。現在600〜700種類の劣性遺伝病が存在しますから、誰でも常染色体劣性遺伝子を6〜7個持っていることになります。自分の子孫に遺伝病が発症しないということは、相手の遺伝子に、自分が持っている遺伝子変異が偶然なかったか、あっても、3/4の確率で発症しなかったかというだけのことです。

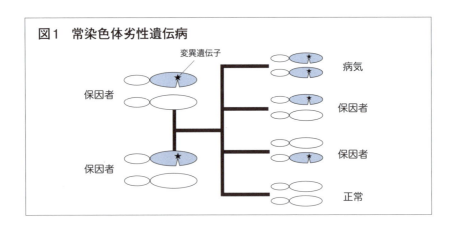

2）常染色体顕性（優性）遺伝病（図2）

　常染色体上の対立遺伝子の一方に変異があると発症します。両親のどちらかが変異を持っている場合、その子どもは50％の確率で発症します。ハンチントン病（☞補足資料3）はこれに属します。

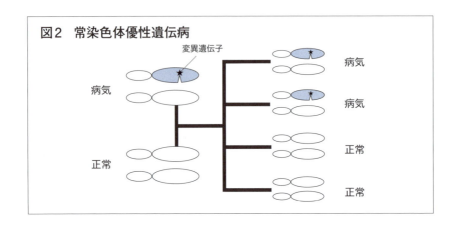

3) X連鎖潜性（劣性）遺伝病（伴性劣性遺伝病）（図3）

X染色体上に原因遺伝子がある疾患で、性別によって発症率が異なります。潜性遺伝病であるが、XY染色体を持つ男性の場合、X染色体は1本しかないので確率的に発症しやすくなります。

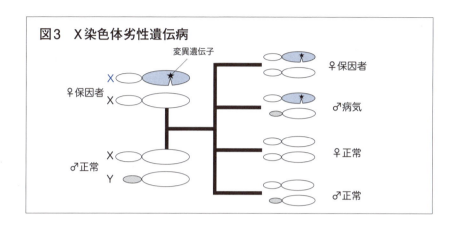

3-2 染色体異常疾患

減数分裂の際に染色体がうまく分離しない場合（染色体不分離）に生じる疾患です（図4）。染色体数に過不足がある生殖細胞ができると、受精によってできる体細胞の染色体は正常より1本多かったり少なかったりします。代表的な疾患にダウン症があります。このほか、性染色体不分離では、ターナー症候群、クラインフェルター症候群などがあります。なぜ染色体がうまく分離しないのか原因はわかっていません。数の変異のほかに、染色体の構造上の変異（切断・欠損・挿入）が生じて起こる疾患もあります。

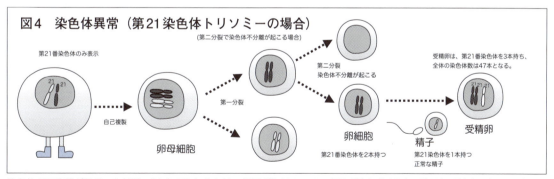

染色体の不分離が起こった結果、24本の染色体を持つ卵子が生じる。この卵子が染色体23本の精子と受精すると、47本の染色体を持つ受精卵となる。

3-3 多因子疾患

複数の遺伝的要因と環境要因の相互作用により発症する疾患です。たとえば、糖尿病、高血圧、心筋梗塞、がんなどがあげられます。病気になりやすい遺伝子（疾患感受性遺伝子）をどれくらい、どのような組合せでもっているかという遺伝的要因と、食事・運動などの環境要因が発症に影響しています。口唇口蓋裂、二分脊椎、無脳症など、からだの形成に異常が起こる単発奇形なども、複数の疾患感受性遺伝子が要因となっているといわれています。

3-4　遺伝子多型（DNA多型）とSNP（スニップ）

　同じ種類の生物どうしでも、DNAの塩基配列には個体差がありますが、この違いが、生存の有利・不利に影響を及ぼさず（病的な影響を及ぼさない）、かつその生物集団に1％以上の頻度で存在する場合を遺伝子多型といいます。遺伝子多型のうち、1つの塩基の違いによる多型を一塩基多型＝SNP（single nucleotide polymorphism）[注2]といいます。

　SNPは、ゲノム全体に約300万ケ所（1,000塩基ごとに一箇所）あるといわれており、ある薬の効きやすさや副作用の出方などは、SNPによって異なるとされています。SNPを特定し、患者個人に合った投薬や治療を行うことをオーダーメイド医療といいます（☞4章4-5節）。

注2　SNP：一塩基多型。スニップと読む。

補足資料

① 単一遺伝子病の例と病因遺伝子の位置

1) 常染色体優性遺伝病

ハンチントン病（第4番染色体）・家族性アミロイドポリニューロパチー・マルファン症候群（第15番・第3番染色体）・筋緊張性ジストロフィー（第19番染色体）・家族性大腸ポリポーシス（第5番染色体）

2) 常染色体潜性（劣性）遺伝病

鎌状赤血球症（第11番染色体）[注1]・ADA欠損症（第20番染色体）[注2]・フェニルケトン尿症（第12番染色体）・ウィルソン病（第13番染色体）

3) X連鎖劣性遺伝病

血友病・デュシェンヌ型筋ジストロフィー・腎性尿崩症・赤緑色覚異常・ハンター症候群

4) 染色体異常

ダウン症（21トリソミーなど）・クラインフェルター症候群（XXY）・ターナー症候群（XO）

② 常染色体潜性（劣性）遺伝病の保因者の割合

常染色体潜性（劣性）遺伝病の遺伝子頻度をqとすると、

$q^2 = 1/40,000$　$q = 1/200$　正常な遺伝子頻度$p = 199/200$（$p + q = 1$）。

ヘテロ接合の頻度（保因者の頻度）は、

$2 \times p \times q = 2 \times 199/200 \times 1/200 = 199/20,000 ≒ 1/100$ となり、**100人に1人の計算になる。**

③ ハンチントン病

常染色体優性遺伝病で進行性の神経性難病。全身の不随意運動と精神症状、認識障害がある。成人期に発症するが、稀に幼児期発症もある。1993年に病因遺伝子が見つかったが、治療法・予防法はない。遺伝子変異は多様で、発症するか否かを確実に予測することは難しい。

注1　鎌状赤血球症は、1つの塩基置換によってアミノ酸が変化し、正常のタンパク質がつくれず赤血球が鎌状になる疾患。
注2　ADA欠損は、人に対して初めての遺伝子治療が実施された疾患（☞4章補足資料4）。

7章

生命倫理の歴史と課題
―いのちを守るための原則

　私たちは「人のいのちはそれ自体で尊く、何ものにも代え難い」といわれたら、その通りだと納得するでしょう。しかし、先端医療技術の発展のなかで、人間の生と死をめぐる問題は複雑になってきています。生命倫理学は、変容する科学や医療技術を背景に、いのちをどのように捉えていけばいいのか、あるいは抱える問題は何かを追求していく学問です。

　この章では、生命倫理学が誕生した歴史的背景を概観しながら、一人の人間として「いのちとは何か」を考察していきます。言葉の基本的概念も理解していきましょう。

1. 米国生まれのバイオエシックス

　生命倫理の原語は「バイオエシックス（Bioethics）」という言葉です。この言葉は、1970年代の初期に、がん研究者のポーター（V. R. Potter）によって提唱されました。彼がいうバイオエシックスは、人口・食料・資源など有限の地球環境において、人類がいかに生き延びるかという指針を示す内容でした。今の「環境倫理学」に通じるものがあります。

　しかし1960年代以降、先端医療技術の発展に伴って、生命科学や医療に関連する諸問題の議論に「バイオエシックス」の言葉が用いられるようになってきました。ポーターが意図した内容とは離れてしまいましたが、今ではバイオエシックスは、いのちをめぐる倫理問題を言及する内容となっています[1]。日本で「生命倫理」と翻訳され、「生命倫理学」として位置付けられたのは1980年代半ばになってからです。

2. バイオエシックスの最初の議論

　バイオエシックスは、医療資源の配分問題から始まったと言われています（☞8章）。医療資源の配分はいのちの選択問題を意味するからです。

　1962年、米国の病院で血液透析器が開発されましたが、高価でかつ希少な機器であったため、多くの患者から誰かを選択せざるをえない状況になりました。さらに配分の際には、専門職以外の人たちの議論を必要としました。従来、医療の問題は、医療という専門職に携わる者だけが解決策を考え結論を導いてきましたが（☞3節）、社会一般の人たちの問題へと拡張されたのです。その意味でも、バイオエシックスがいのちの問題として多くの人たちが議論すべきであることを最初に示した例とも言えます。

　次項からは、生命倫理学（バイオエシックス）の歴史に沿って、医療技術の変化と共にいのちを見つめる視点がどのように変遷していったのかを見ていきましょう。

3. 医療におけるパターナリズム

パターナリズム^(注1)とは父権主義と訳され、権威を持つ強者が弱者に対して「あなたのため」という理由で干渉することです。従来、医療の現場は医師が神のごとき権威を持ち、慈愛の念で患者に接するという典型的なパターナリズムに基づいていました。ヒポクラテスの誓いにある医療行為には「自身の能力と判断に従って、患者の利すると思う治療法を選択する」という医療者の絶対的権威が示されています^(注2)。この考え方を基に、医療者たちは他者の介入や干渉を許さない自立的な専門集団をつくり、医療を支配してきました。そこには患者の権利も自己決定の自由もなく、患者は医師の決定に従うしかありませんでした。

しかし今日では、医師の規範と患者への慈愛だけで医療は成り立ちません。生命倫理の視点からは、医療におけるパターナリズムは否定的なものとして捉えられ、患者の意思が重要な要素となるようパターナリズムからインフォームド・コンセント（☞5節）へと考え方が変わってきました。

この変化の大きな要因には、第二次世界大戦下で行われた各国での非人道的な人体実験の反省と、1960年代にアメリカで起こった「人権運動」が挙げられます。

4. 人体実験

第二次世界大戦下では、アメリカ・ドイツ・日本などで、残虐で非人道的な人体実験が被験者の同意もなく行われていました^(注3)。

ナチス統治下では、優生政策のもと、ユダヤ人やポーランド人を中心に約600万人以上の人々が虐殺されました。強制収容所では人体実験が行われ、最終的には安楽死計画（T4作戦）^(注4)によって惨殺されたと言われています[2,3]。被験者の多くは、精神遅滞者、身体障害者、捕虜人、黒人など、社会的弱者および人種的差別を受けている人々でした。「生きるに値しない」人間として、国家的に抹殺したのです。根底に、優生思想（☞7章13節）が存在したことは見逃せません。

日本では、1933～1945年まで満州ハルビンで石井四郎陸軍軍医を中心にした731部隊が、生物兵器の開発という名のもと、中国人やロシア人の捕虜たちを対象に細菌感染実験、凍傷実験、毒ガス実験など残虐な人体実験を行っていました[4,5]。このほか、1945年には九州帝国大学医学部でアメリカ人捕虜に対して生体解剖が行われていました（九大生体解剖事件）[6]。

各国の人体実験は、侵略戦争の遂行や戦時下での犯罪といわれていますが、土屋貴志は、「ある種の人々は『人間扱い』する必要はないという論理自体はやはり平時から存在する（中略）平時から医学研究倫理に本質的に内在する問題が戦時下で噴出したり先鋭化したりするだけである」と指摘しています[7]。金森修は、医療には実験的要素が介在しているとしても、そのことが「人体実験一般への免罪符として使われるようなことはあってはならない」と指摘しています[8]（☞補足資料1）。

注1 20世紀に入りインフォームド・コンセントが普及し始め、それに対する従来の医療のあり方をパターナリズムと呼んだ。医療用語ではない。父権主義または温情主義とも訳される。
注2 BC5年頃ヒポクラテスの一派が作成し、医師集団の倫理規範とされてきたといわれる。
注3 低圧実験・毒物の投与、マラリア感染実験などが行われた。
注4 T4作戦（1939～1941年）：ナチス政権下の優生政策として、障害者は生きる価値がないとし安楽死と称してガス室で殺害された。実行本部が置かれた通りの場所からT4計画と呼ばれた。

5. 被験者の自発的同意とインフォームド・コンセント

1947年、ナチスの人体実験は「国際軍事裁判（ニュルンベルク裁判）」で裁かれ、人を対象にした医学研究において遵守されるべき10項目の原則「ニュルンベルク綱領」が提示されました。冒頭には「被験者の自発的同意が絶対的に不可欠」と宣言されています。

ニュルンベルク綱領の指針は、1964年の世界医師会において「ヘルシンキ宣言」に引き継がれ、その倫理原則の一つに、「医学研究の目標が個々の被験者の権利および利益に優先することがあってはならない」と記され、被験者の権利が提唱されました。医療は当の患者のために実施されるもので、医学の進歩のためにという理由で、患者本人に不利益があってはならないということです。また、十分な情報提供と被験者の自発的な同意を不可欠とし、書面による意思表示も必要と明記されました。これがインフォームド・コンセント（以下IC）の原型となりました（☞7節）。患者の自発的同意が絶対的に必要であることは、人体実験の反省から始まったのです。以来、「ヘルシンキ宣言」は改訂が重ねられ、今日では人を対象とする医学研究の世界的な基本原則になっています。

しかし、アメリカでは放射線被曝人体実験(注5)やタスキギー梅毒人体実験(注6)などが戦後も行われていました。アメリカはこれを反省し、医学実験における被験者保護を目的とした「国家研究法(注7)」を1974年に制定し、被験者保護のための倫理原則を掲げた「ベルモント・レポート(注8)」を1979年に報告しました。この指針では、「人格の尊重」「善行」「正義」を臨床研究の倫理三原則としました。

6. 患者の権利運動

前述の「人格の尊重」は、被験者の自己決定を尊重する原則であり、臨床の現場でもICが必要であるとされました。この運動が拡大していく背景には、1960年代に起こった公民権運動、消費者運動、フェミニズム運動(注9)などの権利獲得運動があります。これらの運動が、医療サービスの「消費者」である患者の権利を求める運動と結びつきました。

アメリカ病院協会が1973年にまとめた「患者の権利章典」には、患者が自分の診断・治療・予後についての情報を知る権利があると書かれています。さらに1981年には、世界医師会による「患者の権利に関するリスボン宣言」が採択され、特に臨床において患者の自己決定権、知る権利、医療を受ける権利、医療を拒否する権利などが強調されました。患者の権利を当然の権利と認めたところに意義があり、患者の意思尊重につながりました。

7. 日本におけるインフォームド・コンセントの普及

一方、日本の731部隊が行った非人道的な人体実験は、終戦とともにアメリカにデータを提供することで免責され、医療者は罪に問われませんでした。この問題は、戦後も十分に議論されずにいたため、「医療の専門性の不可侵」という考え方が根強く残り、数々の薬害問題を引き起こしたと

注5　マンハッタン計画の一環として行われた放射線被曝人体実験。科学者たちが市民を対象にプルトニウムを注射し経過観察を行った（1945～1947年）。
注6　米国公衆衛生局がタスキギーに住む黒人を対象に、投薬治療を行わず梅毒症状の経過観察をした（1932～1972年）。
注7　国家研究法では実験研究に対する具体的な法規が定められた。
注8　ベルモント・レポートには「研究における被験者保護のための倫理原則と指針」が提示された。
注9　代表的なものに、女性の人工妊娠中絶権を認めた「ロー対ウェイド判決（1973年）」がある（☞10章10節）。米国の最高裁判所が、産む・産まないは女性の権利であり、社会や国や宗教によって支配されるものではないと、人工妊娠中絶を合法とした。

いわれています[9]（☞補足資料2）。

日本では1990年代になって、ようやくICに焦点を当て始めました。しかし、当初ICは「説明と同意」と訳され、患者の権利の尊重という概念はなく、説明し同意を得る主体は医療者側にありました。しかし、インフォームドは単なる「説明」ではなく、医療者から患者への教えでもありません。患者には「情報を知る権利」があります。情報を提供され、理解し、医療行為に対して承諾する主体は患者です。ICは、患者が医療者に行うものです。そこで初めて治療が始まるのです。日本の医学会でこの考え方が普及したのは、1990年代後半になってからでした。今日では、ICとは「患者が医療者から自分の病気の状態、それに対する治療法の種類、それらの長所短所、予後などに関して説明を受け、それを十分理解した上で、（中略）治療行為のいずれかに対して、患者が自由意志に基づいて同意を与えること」であり[10]、患者側の同意や承諾に重点がおかれています。

しかし、児玉真美は、ICは「医師の決定を患者サイドに知らせ、追認させて文書化する手続きと化し、患者の自己決定権は医療サイドを主語とする『患者の意思の尊重』というフレーズに置き替えられて、行為の主客が転倒する」と指摘しています[11]。また、ICは自己決定能力があることが前提です。では、自己決定できない人たちに対して、誰がどの基準で決定するのでしょうか。リヴィング・ウィル（注10）やアドバンス・ディレクティヴ（注11）などの事前指示書があれば判断の参考になりますが、それが現時点で通用するかどうかは吟味すべき重要な課題です。また代諾者と患者の関係性も重要な視点です。

このようにICの問題は、医療環境の変化とともに変容していきます。ICさえあれば最善の医療かというと、決してそうではありません。

8. 医療技術の変化に伴う倫理問題

ICを押し進めた要因に、疾病構造の変化や医療技術の多様化があります。戦後以降、疾病構造は急性疾患から慢性疾患へ、感染症から生活習慣病へと移り、疾病を抱えながら生きていく人が増えてきました。また、出生前診断技術や新生児医療の発達によって選択的中絶や障害新生児の治療停止などの問題が起こってきました。救命技術や延命技術の発展によって、生や死を引き伸ばしたり、逆に短縮したりすることも可能になってきました。様々な治療法が存在するなかで、患者は自分の生き方に合わせた治療を選択することになり、医療者側も患者本人が望む医療を提供しなければなりません。今までのように、医師のみの判断で技術の使用の是非や生命の価値観を決定することは困難になってきました。患者が納得した医療を自己決定できるように、ICはさらに重要になります。

しかし同時に、ICによる患者・家族の「自己決定」だけで、安易に解決するものでもありません（☞14-1節）。出生前診断の判断基準に見られるように、そこには、「生命の尊厳」と「生命の質」の概念を社会や人々がどう捉えていくかという問題があります。どちらも自己決定のみで語れるものではありません。

次節では先端医療技術の実践において重要となってきた「生命の尊厳」と「生命の質」について考えていきましょう。

注10　リヴィング・ウィルは患者が健康で意思決定能力がある状態で、人生の最終段階における医療・ケアの選択について意思表示しておく指示書（☞14章 補足資料6）。
注11　アドバンス・ディレクティヴは、リヴィング・ウィルの内容に加えて、代理人指示の書面もある（☞14章 補足資料6）。

9. 生命の尊厳（SOL：sanctity of life）

有史以来、人間は「生」と「死」に感心を持ち続けてきましたが、そもそもいのちは、人知を超えたところにあり、神のみが支配するとも考えられてきました。神の存在の有無にかかわらず、人の生命は無条件に尊く、生命の価値を他人と比較することはできないことに共感する人も多いのではないでしょうか。すなわち、生命の尊厳とは、いのちに値打ちがあるかないかを問うものではなく、いかなるいのちのあり様も尊いものと解釈できます。生命の尊厳を意味するsanctityは神聖な・畏敬の念などを表します。

医療現場では、古代から「死は敗北」とされ、患者の生命を維持することが医療の至上課題とされてきました。これも「生命の尊厳」という絶対的価値に基づいていたのではないでしょうか。ヒポクラテスの誓いには、医師の倫理がいくつか書かれていますが、根本精神は「病める者の救済のために医療を施さなければならない」という言葉に凝縮されています。

10. 生命の質（QOL：quality of life）

前述したように、医療技術の発展によって生や死の引き伸ばし、あるいは短縮・破棄という実態が浮上してきました。その際の主観的とも客観的とも言える物差しが生命の質（以下QOL）です。短縮か延命かは、この物差しによる線引きで決まります。線引きの基準はどのような状態の人間が生きるに値するかという問題と密接に関わります。

生命倫理学者のJ・フレッチャーは、QOLの概念に「自己意識」「理性と感情の均衡」など20項目をあげ、それらを十分備えていれば「生きるに値する人間」とし、「生命の尊厳」と対比して位置付けました。この概念が医療における生と死の場面で用いられるようになりました。例えば1960年代以降、アメリカで障害新生児に対する選択的治療停止の事件が相次いで起こりました（☞補足資料3）。1980年代、日本でもダウン症で腸閉塞を併発した新生児の手術拒否問題が起こっています[12]。障害があることが「生命の質」を満たす概念に合わないということです。

死の場面においては、1976年のカレン・アン・クインラン裁判によって遷延性意識障害の患者に死ぬ権利が与えられました（☞14章5-3節）。延命治療は「無駄」と判断したのです。では、意識がなければ、あるいは「障害」があれば死なせていいのでしょうか。QOLの判断は、個人の内にあるのではなく、取り巻く医療技術・社会環境によって変化することにも十分に留意すべきです。

QOLはこの他、「生活の質」を指す場合もあります。患者の日常生活の質を上げ、よい状態に保つという意味です。「患者の利益」を考えるために導入された概念です。患者本人と支援する家族や医療環境と密接な関係があります。

11. パーソン論

生きるに値するかどうかという線引きのひとつに「パーソン論」があります（☞補足資料4）。パーソン論とは、どのような生命体に人間としての権利を認めるかという議論であり、生命の質と不可分の関係にあります。

提唱したのは倫理学者のマイケル・トゥーリーです。トゥーリーは自己意識や理性・最低限の認知能力（記憶・期待・信念）を持つ生命だけが、人間としての権利を認められるといい、これを満たすものを「person」と呼びました。すなわち、自らの意思を持たず理性や認知能力のない者は、

生きるに値しないという考え方です。この考え方でいくと、選択的中絶や重度障害新生児の治療や遷延性意識障害者の延命治療中止は正当化され、場合によっては尊厳死・安楽死も正当化されます。

パーソン論に基づいたQOLは、胎児・脳死者・遷延性意識障害者、重度の精神障害者など社会的弱者への差別を生み出し、人権の軽視につながる可能性があります。

12. 人間の尊厳（Human Dignity）

「人間の尊厳」の尊厳はdignityと訳されています。人間の尊厳とは、良心と理性と同胞の精神を持ち合わせているものが生きるに値する人間であり、同時に尊厳を持つ人間であると解釈されています。

世界人権宣言の第1条は（注12）、人間の尊厳を謳った内容です。では良心と理性と同胞の精神を持たない人々は本当に生きる価値がないのでしょうか。「人間の尊厳」も解釈によっては、生命の質やパーソン論と同じ「生きるに値するものと生きるに値しないもの」の線引きが内在しているとも言えます。

そもそも自己意識や精神・理性とは何であり、尊厳とは何なのでしょうか。また第三者が、生きるに値しない人たちを作り出しその命を終わらせることが果たして可能でしょうか。

国際人権規約（1966年国連総会採択）には、「何人も、恣意的にその生命は奪われない」と謳われています。いのちの誕生そのものが奇跡であることを考えると「生命の尊厳」のように、生命はここに在るだけで、すでに価値あるものだという見方もできます。

13. 優生学と優生思想

優生学は、1883年にイギリスのF・ゴルトン（Francis Galton）が、遺伝学の知識を基に人類を改良する新しい科学として提唱したのが始まりです（☞5章補足資料6）。人間の持つ遺伝的要因の因果関係を生殖に利用することによって「優れたもの」の出生を奨励し「劣ったもの」の出生を防止することで人間集団の質を改善し、社会・国家・民族を繁栄させようという考え方です。特にこの思想を優生思想と言います[13]。

優生思想は、第二次世界大戦後、人権侵害と差別思想であると批判されました。戦争中のナチス・ドイツによる強制断種法や安楽死政策、そして各国で行われた人体実験は、「優生政策（注13）」と医療が組み合わさった最悪の優生政策として見なされたからです[14]。

しかし日本は、戦後になっても優生保護法（1947年）のもと、障害者を対象に強制不妊手術を実施し2万人以上の人たちが犠牲になりました（☞10章4-3①節）。

1970年代以降、「生殖」については、社会が強制すべきものではなく女性の権利であるという考え方が欧米で広がり、リプロダクティブ・ライツ（注14）として普及しました。日本では、障害をもつ胎児の生きる権利が主張されリプロダクティブ・ライツと対峙しましたが、産む・産まないを選択する女性の権利と、子どもの質を選ぶ権利は別であるという結論に至りました（☞10章5-2節）。しかし次第にその決断が自己決定権で片付けられるようになってきました。子どもの質を選ぶ背景には、社会が障害をどのように受け止め、いかなる支援体制があるかなどが大きな要因になります。

注12　世界人権宣言（1948年国連総会採択）の第1条「すべての人間は生まれながらにして自由であり、かつ尊厳と権利について平等である。人間は理性と良心とを授けられており、互いに同胞の精神を持って行動しなければならない」。
注13　遺伝学的理由による人間の区別・差別を肯定する考え方。特にその考え方に立つ社会政策的主張を優生政策という。
注14　リプロダクティブ・ライツ：個人の性と生殖に関する自由な選択を保証し、尊重する権利。

にも関わらず障害のある子どもの中絶を自己決定権として行使してしまうと、国や社会や他者は責任を取らずに済むため、社会に横たわる優生思想が見えにくくなります。外側からの強制ではなく、自らの選択が優生思想に基づいた判断であることを「内なる優生思想」といいますが[15]（☞補足資料5、10章5-3節）、自分の中に優生思想があることすら見えなくなります。

出生前診断による選択的中絶や受精卵診断による胚の選別、ゲノム編集による遺伝子改良などを推し進める思想には、いのちを単純に正常と異常に二分し、後者を切り捨てていく側面があることは否めません。

優生思想は過去のものではなく、社会や私たち個々の中に依然として存在していることを、常に意識し議論していく必要があります（☞10章補足資料）。

14. 自己と自己決定と自己決定権

「自己」とは自分のことです。「自己のいのちそのもの」です[16]。「自己決定」とは、生きている過程で、私たちが行っている個々の判断や選択を他人に干渉されずに自分で決めることです[17]。しかし、私たちは常に他者とのつながりの中で自分の行動を判断し、その結果はやはり他者との関わりの中に生じます。小松美彦は、そういう意味で「純粋な自己決定」はなく「共決定」だといい、その関係性が切れないためにも、自己決定は重視すべきだと指摘しています[18]。

また、「自己決定」できることが、能動的・主体的に生きていける人間の条件ではなく、決定できなくてもそこに「自己」は必ず存在します。その意味において立岩真也は「自己決定を尊重するということは存在を尊重するということで、決定は存在の一部である」と指摘し、ここにいること自体が、何かを決定できることよりも優位の位置にあると捉えています[19]。

「自己決定権」とは自己決定する権利を、社会や国家から保証されるという意味でもあります[20]。すなわち自己決定権はただの規則に過ぎません。自己決定のような個々の具体的な場面は考慮されていません。そのため、権利だけを主張すると、「人間のつながりのもつ具体性は切りすてられることになる」と小松は指摘しています[21]。

「自己決定権」はもともと1960年代前半、米国で盛んになった「患者の権利運動」から生じたものです。生きる権利の主張として自己決定権が主張されたのです。生きるために、社会や政治からの抑圧を跳ね返す非常に重要な権利獲得です。そこには、「死ぬ権利」の主張はありませんでした。しかし「自己決定」できることを重視するあまり、死ぬことも決定能力の一つとして考えられるようになったのです。

「死にたい」と思うのは自己決定ですが、「死んでもいい」という権利を国家や社会が与えていいのかどうか、安楽死を早くに合法化した国でさえ今も議論されています[22]。なぜなら、「死ぬ権利」を「自己決定だから」と認めると限りなくその対象は広がり、すべてが尊厳死と自己責任で片付けられてしまうからです。そこには、誰もが生きやすい社会の構築を考える余地さえなくなってしまいます。

14-1 自己決定は万能か

自己決定は本人の意思によるものですから、他人がとやかく言うものではありません。生命倫理の分野でも正当化されています。しかし、特にいのちにかかわる問題の多くは、当事者の自己決定だけで片付くものではありません。

重度の疾病や障害のある人たちが死にたいという思いに至った場合、それが真に自分の意思なの

か、これ以上生きていても役に立たないですよという社会の無言の圧力のもと「延命」を拒否したのか、その見極めは困難です。自己決定だからと死を認めてしまうと、当事者が抱えていた問題も隠されてしまいます。

　障害を持つ胎児を中絶するかどうかの自己決定は両親にあると言われますが、13節で記述したように、社会がどのように障害を捉えているか、その視点と支援体制の有無は大きく影響します。

　また、自己決定が権利化すると、いつでも国や政治的恣意によって道具にされる危険性を持つことになります。

　「自己」とは誰かという問題もあります。中絶を決定された際に、中絶・処理されるのは決定者たちではなく胎児です。仕方ないかもしれませんが、子どもの視点は考慮されていません。AIDによる生殖補助医療を決定したのはその親たちです。しかし、AIDによって生まれた子どもが、出自を知る権利を認める国は少ないです。ここにも子どもからの視点が少なからず欠如していると言えます。そういう意味においても自己決定は万能とは言い難いのではないでしょうか。

15. 告　知

　「患者の権利」の中には情報を知る権利のほか、知らないでいる権利も含まれます。家族に知らせて欲しいかどうか、家族が知りたいかどうかの選択もあります。本人よりも先に知らせて欲しいと思っている家族もいます。日本の場合「家族」重視の文化があり複雑です。

　また、患者本人が「告知」を希望した場合、医療者には告知する義務がありますが、患者の病態によっては、患者の利益を考慮して告知の範囲や告知後のケアについて医療者自身が戸惑っているのも事実です。これは医療者と患者の関係性も影響します。

　患者は、自分の生き方や病気との付き合い方などを明確に示すことが大切です。医療者も、患者の生活や家族環境を総合的に把握し臨床に立つことが重要です。キューブラー・ロスは「告げるべきか、告げざるべきか、ではなくて"いかにしてこれを、患者と分け持つべきか"だ」と言及しています[23]。

　告げる・告げないに関わらず、患者と医療者が「見捨てられない」「見捨てない」という確信のもとで死と向き合い続けることが大切なのかもしれません。

補足資料

① 人体実験

　人体実験は人間を対象とした実験。患者（被験者）に直接の利益があると期待しうる医学的実験を治療的実験という。患者（被験者）に直接の利益がない医学的実験を非治療的実験という。ナチスや日本の731部隊による実験は、被験者が死ぬことを前提とした最悪の非治療的実験である。一方、「治療」とは、医学的方法によって患者の病気を治し改善し、患者の幸福を図ることを指す。「実験」とは仮説を検証するための実地を試みることを指す。治療のための手続きともなる。また、「臨床試験」とは、人体への介入の効果と価値を対照群と比較し、有効性や安全性を調べる研究のことを指す。「治験」とは、新薬の製造もしくは輸入承認を求めるために行われる臨床試験のことを指す。

② 薬害エイズ問題

　エイズウイルス感染の血液製剤によって多くの血友病患者がエイズウイルスに感染した事件である。問題を起こした製薬会社「ミドリ十字」の創設者は元731部隊の中核者であった。

③ 新生児治療停止事件

- ジョンズ・ホプキンス・ケース（1963年）：ダウン症で腸閉塞を併発した新生児の治療が母親から拒否された事件がある。病院側が親の意見に従った結果、新生児は餓死した。
- ベビー・ドゥ事件（1982年）：ダウン症で気管と食道の合併症を持った新生児の治療を両親が拒否した事件。病院側は手術を主張して裁判となったが、審理中に新生児は死亡した。

④ パーソン論

　人間の生命には、「人格的生命」と「生物学的生命」があり、人格的生命とは、自己意識や理性・最低限の認知能力（記憶・期待・信念）を持つ生命（parson）のことで、生物学的生命とは生物学上のヒトとしての生命のこと。そして、人間としての権利を認められるのは人格的生命を持っている者（parson）だけだとした。妊娠中絶と新生児殺しを容認するマイケル・トゥーリ（Michael Tooley）がこの立場にいる[1]。

⑤ 内なる優生思想

　社会や国や為政者たちによる強制的な選択ではなく、自らの判断で優生学的な選択をすること。その結果も自己責任となる。自主的優生学とも言われる。

---

1) 小松美彦, 2020, 『自己決定権という罠―ナチスからコロナ感染症まで』, p124-127, 現代書館.

✴︎✴︎✴︎ Discussion ✴︎✴︎✴︎

Q1 自己決定さえあれば患者主体の医療となると思いますか。

Q2 選択的中絶や、障害新生児治療の中止における「自己決定」の「自己」とは誰を指すと思いますか（胎児・新生児・両親・社会・医療者）。それはなぜですか。

Q3 死にゆく過程における様々な「自己決定」の「自己」とは誰を指すと思いますか（患者・医療者・家族・施設の介護者・在宅医療の医療者介護者）。それはなぜですか。

Q4 自己意識や理性や感情がないなら「人」ではないのでしょうか。初期の胎児や新生児・脳死者・遷延性意識障害者も「人」ではないのでしょうか。

Q5 対象者に対して誰かが思いを馳せるならば、対象者は社会的行為に参加する「人」だと思いますか。逆に、誰とも関係性を持たないならば、社会的に無意味な存在だと思いますか。またそれはなぜですか。

Q6 医療現場において正当化可能と考えられるパターナリズムにはどのような場合があると思いますか。

Q7 ダンプカーにひかれた10歳の少年が、救急病院に運ばれた。両足を骨折する1ヵ月の重症だったが、生命に別状はなく、すぐに輸血をすれば助かる状態であった。しかし、少年の両親は、ある宗教上の理由から、「たとえ息子が死に至ることがあっても、輸血を受けることはできない。輸血なしで万全の治療をしてほしい」という決意書を出した。医師たちは、血圧低下の防止措置をとりながら、輸血を受け入れるよう両親を説得した。少年も「死にたくない」と父親に訴えていた。だが、両親の意向は変わらず、少年は事故から4時間後に死亡した（1985年に川崎市で起こった「大ちゃん事件」。毎日新聞1985年6月7日付夕刊より作成）。
あなたが、上記の現場に立ち会った医療者だとします。あなたは、少年の両親とどのように関わりますか。このようなケースで、医療者側が取りうる対応として考えられるものは何だと思いますか。

Q8 下記の4つのうち、どの場合たった一人で（自己決定で）決められますか。またそれはなぜですか。
①顔の美容整形
②性的違和（性別不合）による性別適合手術
③臓器提供の意思表示
④「末期状態」になったときの死の迎え方

Q9 あなたの最愛の子どもが死を迎えざるを得ない病気にかかりました。あなたは本当のことを子どもに告げますか。

8章

医療資源の配分
——誰が生き、誰が死ぬのか

　医療資源とは、医療活動に必要な資金、病院などの施設、医療に従事する人々や、医療機器・薬品を含めた医療設備などをいいます。医療資源を利用して人々の健康が守られるわけですが、これらは限られた資源であり、どこに、誰に、どのくらいの医療を施すのかという問題があります。これが医療資源の配分です。医療資源の配分はいのちの選択問題に繋がるため、バイオエシックスの議論の始まりと言われています。最初の問題は、開発されたばかりの希少な腎臓透析器の配分についてでした。

1．医療資源の配分と問題点

　医療資源の配分は、大きく2つのレベルに分けられます。「マクロ配分」と「ミクロ配分」です。マクロ配分とは、「社会はどの資源をどのくらい医療に利用できるようにするのか」という問題です。防衛費や教育費や公共事業費などに対して、医療分野にどのくらい国の資金が割り当てられるかという経済上の問題と、予防と治療あるいは高齢者医療と先端医療のどちらを優先するか、あるいは医療保険や介護保険をどのようなしくみにするかなど医療政策上の問題があります。

　近年では医療費抑制という問題があります。それによって、医療費の公的負担と患者負担の比率も影響します。個人の負担が大きくなると、経済的格差が問題となります。医療を受けたくても経済的に困難な状況を生み出すような医療政策は、見直す必要があります。

　ミクロ配分とは、臨床レベルでの配分で、「特定の医療サービスを誰に配分すべきか」という問題です。たとえば、限られた数の医療機器や移植用の臓器、稀少性の高い新薬などを、希望する患者の中から誰を選び提供するかという問題です。医療資源の総量よりも患者の数が多いときに問題となります。直接かつ短時間で患者の生死に関わる可能性もあります。誰が医療を受けられるかは、誰が死ぬかという重大な問題を問うていることになります。

　また、ミクロ配分はマクロ配分と密接な関係があります。医療分野に対して、経済的・政策的に十分な配慮があれば、臨床段階でも患者に十分な医療資源が配分されます。3節で述べる稀少価値のあった人工透析器も、その後普及し患者を選抜し配分する問題は一応解消しました。マクロ配分による解消ともいえます。しかし、医学的に可能な技術が拡大し医療資源が増大したとはいえ、治る技術なら利用したいという患者の数もそれ以上に多い場合があります。医療資源さえ拡大すれば解決するという単純な問題でもありません。

2. 腎臓透析療法の現状

　腎臓は、血液の成分を濾過し老廃物や不要な物質を取り除く働きをしています。この不要な成分が水分とともに出てくるのが尿です。腎臓が働かなくなると生きていけません。腎不全が進んでしまうと、腎臓移植をするか人工透析（以下、透析）を行って血液から直接不要なものを取り除かなければなりません。日本透析医学会の調査によれば、2022年12月現在、日本で透析を受けている患者は約35万人で、前年度より2千人ほど減少しています。そのうち約39.5％が糖尿病性腎症が原因といわれています[1]。

　透析医療費については、1967年に健康保険が適用され(注1)、1972年に人工腎臓療法に更生医療・育成医療が適用され18歳未満の腎臓病児の医療費が公費負担となりました。1984年に高額長期疾病の対象となり、「特定疾病療養認定証」が交付され、患者数は増大しました。現在では、1ヵ月の自己負担額は1万円になりましたが(注2)、患者は1回に3〜5時間かかる治療を週3回、基本的に一生続けなければなりません。国や自治体の負担分が医療費の増大につながり、健康保険制度を圧迫している要因の1つとなっています。昨今では腎不全にならないよう生活習慣病の予防に重点が置かれていますが、医師が「透析措置は無駄」と考え透析患者に中止を提案した結果、患者が死亡した事件も起きています（☞補足資料1）。

　このように現在でも、医療費抑制とともに課題となっている透析器ですが、以下に見るように医療資源の配分問題を生み出したのも透析器の使用をめぐるものでした。

3. 透析器の開発と患者選抜問題

　1960年、ワシントン州立大学のスクリブナー医師は、慢性の腎臓病患者用に透析の機器を開発しました。現在使用されている透析器と原理は同じです。この透析器のおかげで、末期の腎不全患者を救うことができるようになりました。1962年、スクリブナー医師は、大学の付属病院内に「シアトル人工腎臓センター」を開設し治療を開始しました。

3-1 「誰が生き、誰が死ぬのか」の選抜

　センター開設当初、透析器は希少で3台しかありませんでした。しかし、患者は9人いたため「治療する患者を誰にするのか」という問題が起こることは明らかでした。そこでスクリブナー医師は、まず医学的な適正基準（透析器の治療が必要かどうか、患者に長期間の治療に耐える体力があるかどうかなど）から患者5人を選び、最終的な選抜は新たに特別委員会を設置し任せるようにしました。

　特別委員会は、匿名で無報酬という条件で市民から選ばれた主婦、公務員、弁護士などで構成されました。現在の裁判員制度と似ています。特別委員会の担った患者の選抜という役割が公表されると、当時のシアトル市民は衝撃を受けました。本来、誰が生き誰が死ぬのかという選抜は、神のみが裁けることとされていたからです。人が人の生死を決定するようなことが許されるのか、それは神を演じることではないのかという批判の意味を込め、この特別委員会は「神様委員会」と呼ばれました(注3)。一方で、従来、医療におけるすべての決定権は医師にありましたが、医療技術の発

注1　1967年当時、サラリーマンの平均収入が15万円の頃に、透析にかかる費用は保険適用であっても1ヵ月平均11万円だったという。
注2　一定以上の所得がある人の場合、上限は2万円。
注3　写真週刊誌『ライフ』に、この人工透析器の問題と市民による委員会の記事が載った。見出しは「彼らは誰が生き、誰が死ぬのかを決定する」であった。

展とともにそれでは太刀打ちできなくなってきたことも示唆しています。いのちをめぐる問題は専門職だけの問題ではなく、社会一般の人たちも一緒に考える課題として拡大されたのです。だからこそ生命倫理の最初の問題とされているのかもしれません。それでは、Discussion（☞ p60）を読み、議論してみましょう。この問題はアメリカの生命倫理学者ハワード・ブロディが書いた教科書に載っている問題を基に作成したものです[2]。もし、あなたが神様委員会の一員なら、どのような基準で誰を選抜しますか。

3-2 「誰が生き、誰が死ぬのか」の基準

医療資源が限られている場合、効率よく使った方がいいと考えるなら「より大きな治療効果が期待できる人」が優先されます。治療効果の1つに余命の長さが関わってきます。さらに、余命における生活の質（QOL）も基準になります（注4）。例えばQOLの条件が同じであった場合、余命年数が多い方、すなわち一般的に高齢者よりも若者の方がより長い生存年が期待できます。また、同じ余命なら、障害のない状態と半身不随を伴う状態では後者が低く評価されます。このような評価基準では、重症患者や高齢者への医療資源の配分が少なくなる可能性が起こり得ます。しかし、障害を持つことによる不便さや高齢者の介護のしくみなどは、支える社会や環境によって変えられます。より便利で充実した社会のなかでは、QOLの指標も異なります。

社会的価値や有用性を基準に患者を選ぶとしたら、Discussion（Q1）の患者情報に、職業を加えたいと考えた人もいるでしょう。職業を知ることで家庭や社会で「社会の役に立つ人」を選べるのかもしれません。実はブロディの問題には続きがあり、職業や経歴の情報を追加し、再び選抜するような問題提示になっています[3]。しかし、担う役割が分かったとしても、実際は何をもって有用性があるとするのか、どこで比較するのかなど、その社会的な価値判断は余計に難しくなる場合もあります。さらに、「社会の役に立つ人」を重視する考え方は、「社会の役に立たない人」の軽視につながります。功績や社会的有用性の低い人たちに治療はしなくても構わないという、社会的弱者に対する差別につながります。

効率や有用性という基準を用いない方法に、くじ引きや抽選などがあります。全員に公平な機会が与えられることで、選抜されなかった人が「運の悪さ」で諦められるので心理的ストレスが軽減するといわれています。しかし、生死の判断が「運」の良し悪しで決定されることに納得できるでしょうか。

ミクロ配分とマクロ配分の問題は密接していると前述しましたが、誰かを選ぶという前に、医療機器数の増大を考えた人もいるでしょう。実際に、透析器数は増大し、技術の開発とともに治療時間も短縮の方向にあります。24時間稼働させれば、1台で2人を治療可能にしていく方法も考えられます。

4. 医療資源の配分をどのように考えるか

医療資源の配分は非常に難しい問題です。可能なかぎり最善の医療をすべての人々に平等に提供できることが最良の方法ですが、医療に対する患者のニーズは様々で、患者と医療者の価値観が異なる場合もあります。また、マクロとの密接な関係が前提にあるとはいえ、社会の資源をすべて保険医療に費やすことで医療の水準が上がるという単純な話でもありません。近年は医療費抑制の問

注4　医療経済学では、治療による生存期間と生活の質の両方を効果の基準にしたQALY＝Qualty Adjusted Life years（質調整生存年）を指標に用いる。

題もあり、マクロ配分において、治療と予防、先端医療と介護・福祉などの配分比率の決定が難しくなってきています。新薬や新たな治療法などは、最初は希少で高価なものである限り、常に配分問題は起こってきます。

　すべての人々が納得し満足できる医療提供はないのかもしれません。しかし、医療資源の利用方法や医療サービスを受ける基準の設定を、私たち自身が、社会全体の問題として議論し続け医療体制を整えることは大切です。

5. パンデミックがもたらした医療資源の配分

　4節までは、医療資源の配分が生命倫理という学問の始まりであったこと、そして、私たちは日常の中で何らかの線引きを無意識的にしているということ、またその選択が社会的な影響を受けていることを確認しました。

　そのことを全世界が少なからず認識したのが、2019年12月、武漢から発生したとされる急性呼吸器疾患COVID-19（2020年2月WHOによって命名・日本では「新型コロナウィルス感染症」、以下COVID-19）大流行の際に生み出された医療資源の配分問題でした。COVID-19は重症化すると人工呼吸器や人工心肺＝ECMOが必要となりICU（集中治療室）での治療となります。

　今回の大流行では、患者数は人工呼吸器や人工心肺装置（ECMO）の数をはるかに凌駕し、医療崩壊による生命の選別という事態が起こりました。

5-1　新型コロナウィルス感染症拡大

　2019年末頃、武漢の局地的な疾病として始まったCOVID-19感染症は瞬く間に世界各地に猛威をふるい、2020年6月の時点で、世界の感染者総数は累計約1,000万人、死者数約50万人を超えました。日本では2020年1月のダイヤモンド・プリンセス号内の患者隔離から始まり、5月には約1万6千人の患者数となり、全都道府県に緊急事態宣言が引かれました（☞補足資料2）。

　COVID-19は様々な国で社会的・倫理的な問題をもたらしました。その一つが、医療資源の配分をめぐる命のトリアージ（選別）でした[注5]。

5-2　COVID-19における「トリアージ」問題

　「トリアージ」は、医療資源配分の一種であるものの、非常に例外的で緊急時のみ許される手法です。医療資源の絶対的不足のもと、多数の傷病者の中から治療優先度を決め、効率的に多くの命を救うことが基準になっています。現場で限られた資源だけでいかに多くの命が救えるかということです。これは医療従事者と患者本人が十分なインフォームド・コンセントを経て、意思決定をしていくという過程の対極にあります。このような意味を持つ「トリアージ」という言葉が、今回のパンデミックの際に、医療資源が逼迫すると予測される早い段階から、COVID-19における「トリアージ」問題として語られました。パンデミック状況下では患者に優先順位をつけてもやむを得ないのか、資源不足や医療崩壊は体制いかんによって防げたのではないのかなどといった議論が起こりました。

注5　トリアージ：大災害や緊急事態という限られた医療資源のもと、多くの傷病者を外傷や疾病の重症度によって分類し、救命可能性のあるものを優先的に治療や搬送の順位を決定すること。

5-3　イタリアの医療体制

　COVID-19のパンデミックにおいて「トリアージ」が最初に問題となったのはイタリアでした。イタリアは欧州の中でも爆発的に感染が広がり、2020年4月には都市封鎖され、医療の需要と供給が間に合わず死者数も中国を上回りました。イタリアがEUの中でも最も早く「医療崩壊」となったのは、21世紀に入り新自由主義路線によって医療体制を縮小したことが要因だと言われています。中でもICU（集中治療室）のベッド数を削減した結果、人口10万人あたり12.5床となり、米国34.7床、ドイツ29.2床と比較しても非常に少ないことがわかります[4]。

　そのイタリアで、感染した高齢者が人工呼吸器を若者に譲ったという話が流れ、大きな話題になりました。結果的にフェイクニュースではありましたが、話題になった理由には、命の選択を極めて例外的な選択方法である「トリアージ」という言葉を利用し、避けざるを得ないものとして社会が共感したことや、高齢者が譲って当然と受け取ってしまう命の線引きが背景にあったことは否めません。でも本当にそうでしょうか。高齢者は生き延びる機会を失っても当然なのでしょうか。医療資源の限界は不十分な医療体制を改善しなかった点にも問題があるのではないでしょうか。

5-4　「COVID-19の感染爆発時における人工呼吸器の配分を判断するプロセスについての提言」

　日本においても、2020年3月末に生命・医療倫理研究会有志が「COVID-19の感染爆発時における人工呼吸器の配分を判断するプロセスについての提言」を出しました[5]。緊急事態宣言が出る前でしたが、「医療資源が不足、払底した場合の対応」として提案されたのです。この提言は、「COVID-19の感染爆発時はトリアージ概念が適用されうる」非常事態だとし、その非常時の雛形として「人工呼吸器の配分と再配分の判断原則」を示していました。

　判断原則1には、「人工呼吸器の装着を含む医療行為を実施するべきか否かの判断は、医学的対応と患者本人の意思に基づいて行う」とし、「この原則は非常時においても尊重される」と書かれています。さらに、判断原則2には、「不足・払底している場合、効果が期待できない医療は控えざるを得ない」としています。すなわち、装着していても可能性のない場合は取り外して可能性の高い人に装着することを容認するということです。再配分の許容です。そして取り外す場合も本人の同意を前提とするとされています。

　この提言は2007年に厚生労働省が出した「終末期医療の決定プロセスに関するガイドライン」(注6)に記述されている治療停止や不開始の手順と同じです。また、提言には医療者が判断するためのフローチャートが掲載されています。

　今回のパンデミックに際しての人工呼吸器トリアージ議論は、本人の人工呼吸器の装着・再配分の意思が優先されていますが、この人を助ける意義はあるか（高齢である・疾病がある・障害を持つなどの理由で）という第三者の意図が介入していると言わざるをえません。すなわち医療の需要と供給のアンバランスとは別の次元で語られているのです。これは、意思疎通のできない人への治療差し控えと停止を含めた議論でもあり、本来のトリアージという意味からすると、逸脱したものがあります。それをトリアージとして「緊急時だから仕方ない」と捉えていいのだろうかという違和感が残ります[6]。

注6　2018年に「人生最終段階における医療・ケアの決定プロセスに関するガイドライン」に名称変更。

5-5 集中治療を譲る意志カード

先の「提言」が出された直後、日本原子力発電所協会から「集中治療を譲る意志カード」が配布されました[7]。提案した一人の医療者は、医療従事者たちの負担を減らすために、資源の配分は患者本人の意思があればスムーズにいくと考えたようです。集中治療を譲って当然とする高齢者もいるのは確かですが、そう考えることとカードを配布することは別問題とも言えます。譲るカードが存在し、それによって医療チームもスムーズに治療ができるという背景があった場合、私たちは、「いかなる場合でも生かしてほしい」と大きな声で言いにくくなってきます。これは、終末期の医療体制に関わってくる「脳死・臓器移植（☞13章）」「尊厳死・安楽死（☞14章）」にもつながっていく話です。パンデミックという非常事態だから出てきた問題ではなく、日常私たちが意識しなかったことが炙り出された問題であったとも言えるのではないでしょうか。

5-6 日本の医療体制

日本は1980年代に「医療費亡国論」(注7)が主張されました[8]。医療費が財政を圧迫して国家が滅びるという考え方ですが、今もその考え方に沿って医療費抑制政策が続いています（☞14章8-1節）。現在日本の病院は民間病院が80％、公的病院が20％の割合です。海外と比較しても珍しい現象です。医療は基本的に公的なところがカバーする分野ですが、日本は財政難を理由に切り捨ててきたとも言えます。今も、公的病院の削減・再編・統合が進んでいます[9]。

この政策によって、感染症病床の数は、1985年に約15,042床あったものが、2021年には約1,893床に、保健所数は、1990年に約850箇所あったものが2021年には約470箇所と半減しています。COVID-19拡大最中の2020年では、ICUベッド数10万人あたり5床しかありません。イタリアの半分以下です（☞補足資料3）。

また、日本の医師数は2022年12月現在343,275人ですが、OECDと比較して約13万人足りません。感染専門医は2022年8月現在1,690人、集中治療専門医は2,770人存在しているが、本田宏によると、各国との人口比で本来なら前者は5,000人、後者は1万2,000人必要であり現状としては不足していると指摘しています（☞補足資料4、5）[10]。

病床の機能分化（高度急性期・急性期・回復期・慢性期）と連携を図るためとはいえ、医師数も病床数も減らし、出来高点数での区別で医療費を抑制する体制をとっている最中に、COVID-19の感染が拡大したのです。「医療崩壊」にはこのような背景があったということは看過できません。

医療の切り捨ては命の切り捨てです。「医療崩壊」になったら命の選別をするという前に、医療崩壊にならないよう、私たち自身の問題として医療体制・介護体制を通常時から真剣に議論することが重要です。

注7　医療費亡国論：1983年当時の厚生省保健局長吉村仁が発表。医療費が増えたら国家が潰れるという発想。

補足資料

① 公立福生病院透析中止事件

　2018年公立福生病院で、医師が提案した治療行為の中止に従って透析離脱証明書に署名した患者が、途中で治療を再開したいという希望が叶えられず死亡した事件。患者は透析を続ければ数年は生きられる状態であり、日本透析医学会のガイドラインが示す「終末期」ではなかったが、患者が正常な状態にあった時の意思として透析離脱証明書が尊重されたという。2019年に遺族は、医師が治療行為の停止を積極的に提案したことや治療の再開を認めなかったことを理由に民事訴訟を起こした。2021年、病院側の透析中止にかかる説明や医師確認が不十分であったとして和解が成立している。

　本人の意思があれば末期状態でなくても医療処置を中止できるというのが医療者側や学会の主張である。透析措置を延命処置とすることに異論は多いが、「無駄」な延命治療として透析の中止を捉えると、患者数が最も多い人工透析費の保険料を国は削減できることになる。これは尊厳死における「死の前倒し」と共通した考え方であり議論の余地は十分にある。

② 日本でのCOVID-19感染症関連

　緊急事態宣言によって生活様式に変容・制限が出され、感染者隔離もなされた。しかし、感染者に対する差別・偏見も社会に炙り出され問題となった。2023年5月に5類感染症に分類されたが、2024年1月現在、感染者数は緩やかな増加傾向にあるとされている。世界でもこの傾向は治まっていない。

③ 感染症病床数・保健所数・ICUベッド数の出典は以下の通り
- 感染症病床数：厚生労働省,「平成19年（2007）医療施設（動態）調査・病院報告の概況」統計表1　施設の種類別にみた施設数・病床数及び人口10万対施設数・病床数の年次推移
- 保健所数：全国保健所長会,「保健所設置数・推移」,保健所数の推移と内訳,保健所数の推移（平成元年～令和6年）
- ICUベッド数：キヤノングローバル戦略研究所（CIGS）,2022,「ポストコロナの医療提供体制研究会提言」データスライド資料

④ 日本の医師数・OECD比較の出典は以下の通り
- 日本の医師数：厚生労働省,「令和4（2022）年医師・歯科医師・薬剤師統計の概況」
- OECD比較：
  　＊日本医師会総合政策研究機構,2022,ワーキングペーパー「医療関連データの国際比較—OECD Health Statistics2021およびOECDレポートより—」
  　＊全国保険医団体連合会,2020,医療ニュース「医師数『過去最高』でも

OECD平均より13万人少ない」
　日本は人口1,000人当たり2.5人、OECDの平均は1,000人当たり3.5人。日本はOECD加盟国38カ国中33位となっている。

⑤　感染専門医数及び集中治療専門医数の出典は以下の通り
・感染専門医数：日本感染症学会，2022「専門医名簿」
・集中治療専門医数：日本集中治療医学会，2022「学会認定集中治療科専門医一覧」

✳︎✳︎✳︎ Discussion ✳︎✳︎✳︎

もしあなたが神様委員会の一員ならば、どのような基準で誰を選抜しますか。

Q1 『誰が生き、誰が死ぬのかを決定する』
病院には人工透析器は2台しかなく、2人の患者しか治療できない状態だとします。しかし、腎不全で死期が迫り透析が必要な患者は5人です。神様委員会に選ばれたあなたが、患者の選抜を依頼されました。渡された患者の情報は、以下の通りです。
あなたは誰を選びますか。選んだ根拠は何ですか。

患者	性別	未既婚	年齢	子どもの数
A	男	既婚	35	2
B	女	独身	28	0
C	男	既婚	40	3
D	女	既婚	35	2
E	男	既婚	55	1

（ハワード・ブロディ，1981，"Ethical Decision in Medicine"＝舘野之男ら訳，1985，『医の倫理―医師・看護婦・患者のためのケース・スタディ』東京大学出版会，p206より作成）

Q2 Q1の表にある患者の情報以外に、どのような情報が知りたいですか。それはどうしてですか。

Q3 Q2で追加した情報で改めて患者さんを選んでください。Q1で選んだ結果と変わりましたか。同じでしたか。

Q4 エイズの特効薬が1人分しかないとします。その薬を必要とする患者が2人おり、1人はレイプの加害者である男性、1人は被害者の女性とします。どちらの患者もあなたの担当であり、どちらに与えるかは医療者であるあなたに任されているとします。
あなたはどうしますか[1]。

1）小林亜津子，2004，「医療資源の配分」『看護のための生命倫理』ナカニシヤ出版，p164-183

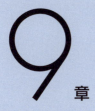

9章

生殖補助医療
——子は授かるものから、つくるものへ

「どうしても子どもがほしい」と願っているのに、なかなか授からないことがあります。このような状態に対処するために、様々な「治療」が行われています。しかし、技術の開発によって卵子や精子や受精卵に人為的な操作が加えられるようになり、従来の生殖の概念や倫理観が揺れ始めています。

1.「不妊」と「不妊症」

不妊とは、子どもを授かることを希望しているのに、授からない状態をいいます。この状態を病気と捉えると「不妊症」となり、医療的手段の介入がなされていきます。

WHO（世界保健機構）は2018年に国際疾病分類を見直し、不妊を正式に疾患として認めています。不妊（症）の定義を「避妊をしないでごく自然に性行為を営んでいるカップルの間で1年以上妊娠しない状態」としました。日本では現在10組に8組が不妊治療を受けています。

不妊治療という言葉ですが、「治療」が直すという意味ならば、不妊治療は治療ではなく、状態はそのままで技術で補助するということになり、生殖補助医療（ART）と呼ばれています（注1）。不妊治療の中には、精液の状態を良くする投薬や女性の排卵を促進し受精しやすくする排卵誘発剤の治療もありますが、これらは一般不妊治療法と呼ばれ（注2）、ARTとは区別されています。

2. 生殖補助医療（ART）

生殖補助医療は、人工授精・体外受精・顕微授精・胚移植などの技術の総称です。これらの技術を応用した代理懐胎（代理出産）も含まれます。このような技術によって、性行為のない妊娠・出産が可能になりました。精子や卵子や受精卵を体外で取り扱うため、受精卵診断など人為的な操作の介入も可能となりました（☞10章）。さらに、精子・卵子・受精卵・妊娠する女性、それぞれの組み合わせも多様になり、親子関係にも影響を及ぼすようになりました（☞3-5節）。2022年現在、ARTを受けている人の数（凍結融解胚移植（注3）・体外受精・顕微授精の合計）は、推定で年間約543,630件、これらの技術によって生まれた子どもの数は約7万人と言われています[1]。2022年の日本の出生数からみると約10人に1人の割合です（注4）。

2022年現在、一般不妊治療法のほか、人工授精・体外受精・顕微授精が健康保険の対象になっ

注1　ART：Assisted Reproductive Technplogy. 妊娠成立のために卵子・精子・胚を取り扱うすべての技術を指す。
注2　排卵誘発剤の投与や精子の状態を良くする投薬治療、タイミング法、卵管・精子形成術などがある。
注3　凍結融解胚移植とは、凍結保存した受精卵を溶かして子宮に戻す方法。体外受精胚移植の一つ。
注4　2022年の日本の出生数は77万747人（総務省統計局）。

ています[2][注5]（☞5-1節）。

2-1 人工授精

子宮内に精子を人工的に注入する技術を**人工授精**といいます。精子提供者の種類によって、夫の精子を用いる人工授精（AIH）と、「第三者の提供精子を用いた人工授精（AID）」があります[注6]。人工授精の被実施者は法律婚の夫婦を対象とし、AIDの場合、精子提供者は匿名を原則としています[3]。

AIHは、夫の精子の数や運動量が少ない場合や性交障害の場合などに行われます。AIDは、無精子症など夫の精子を用いることが困難な場合に行われます（☞補足資料1）。

日本では、1949年に初めてAIDによる子どもが慶応義塾大学病院で誕生しており、以来70年間で約2万人以上がAIDで出生しているといわれていますが、実際の統計は確実なところわかっていません[注7]。提供する第三者の精子は原則、匿名ですので子供が大きくなったときに「**出自を知る権利**」が問題になってきます（☞3-6節）。顕微授精が1992年に登場して以来、精子の運動率が低くても妊娠する可能性が大きくなりAID治療は減少しています。現在では、精子や卵子を凍結保存することも可能となりました。

2-2 体外受精と顕微授精

体外で卵子と精子を受精させる技術を**体外受精**といい、その受精卵が2〜4分割の段階、あるいは胚盤胞に至ってから子宮に戻す方法を**胚移植**といいます（図1）。卵管閉塞の場合などに利用されます。精子の数や運動量が極端に少ない時には、顕微鏡下で卵子に穴をあけ、精子の核を直接注入する**顕微授精**も確立されました。体外受精の被実施者は法律婚・事実婚の夫婦を対象としています[4,5]。

1978年に世界で初めての体外受精児がイギリスで生まれました。日本では、1983年に東北大学で誕生しています。また依頼者のカップル同士以外に、第三者の精子や卵子や受精卵が提供される場合があります（図2〜図4）。そのことによって親子関係が複雑になることがあります。

体外受精で作られ子宮に戻さなかった受精卵を**余剰胚**といいますが、この余剰胚を凍結保存しておけば次回の妊娠に使用できるので、採卵から受精までの過程が省略されます[注8]。1985年には、オーストラリアで凍結した受精卵を子宮に戻し出産した例が報告されています。一方で保存期間を過ぎた凍結受精卵を誰がどのように破棄するのか倫理的な問題は残ります。

2-3 代理懐胎（代理出産）

第三者に、妊娠・出産を代行してもらうことを**代理懐胎（代理出産）**といいます。子宮が機能しない場合に、この方法が利用されます。代理懐胎する女性を代理母といい、人工授精型代理母（**サロゲート・マザー**）と体外受精型代理母（**ホスト・マザー**）に分けられます。依頼者は、生まれた子どもを引き取り養育することを目的に代理母に子どもを産んでもらいます。

注5　保険対象の条件は、女性が43歳未満、子供一人につき最大6回までという制限を設けている。男性に年齢制限はない。
注6　・AIH：Artificial Insemination with Husband's Semen
　　　・AID：Artificial Insemination with Donor's Semen
注7　日本産科婦人科学会が生殖補助医療に関するデータを把握し始めたのが1998年以降であり累積総数は明確ではない。
注8　胚の凍結保存期間は、被実施者が夫婦として継続している期間。また卵子を採取した女性の生殖年齢を超えないことが条件となっている（「ヒト胚および卵子の凍結保存と移植に関する見解」（日本産婦人科学会2022年改定）。

9章 生殖補助医療――子は授かるものから、つくるものへ　63

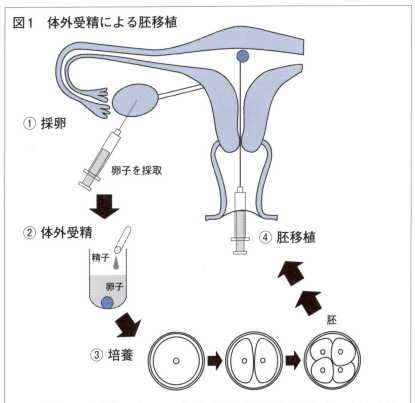

図1　体外受精による胚移植

① 採卵　卵子を採取
② 体外受精　精子　卵子
③ 培養
④ 胚移植　胚

体外受精による胚移植のプロセス：排卵→採卵→精子採取→受精→胚移植の流れになっている。生理が始まった日から点鼻薬で排卵を抑え、その後、排卵誘発剤を使用し卵胞を大きくする。卵胞が大きく成長すると、ヒト絨毛性ゴナドトロピン（hCG）注射で排卵を促し、出てきた卵子を直接膣内に器具を入れて採卵する。シャーレで精子と受精させ受精卵を選別する。膣からカテーテルを入れ、その受精卵を子宮内に戻す。着床をサポートするため、黄体ホルモンを補充する。

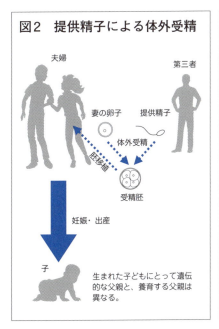

図2　提供精子による体外受精

夫婦　第三者
妻の卵子　提供精子
体外受精
胚移植
受精胚
妊娠・出産
子
生まれた子どもにとって遺伝的な父親と、養育する父親は異なる。

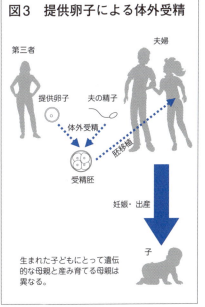

図3　提供卵子による体外受精

第三者　夫婦
提供卵子　夫の精子
体外受精
胚移植
受精胚
妊娠・出産
子
生まれた子どもにとって遺伝的な母親と産み育てる母親は異なる。

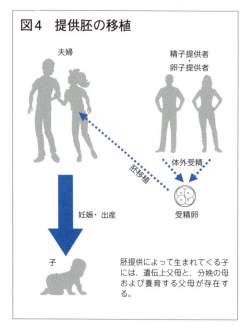
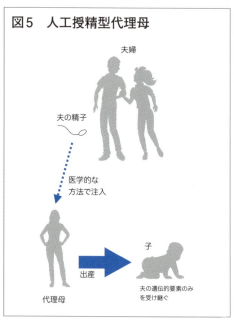
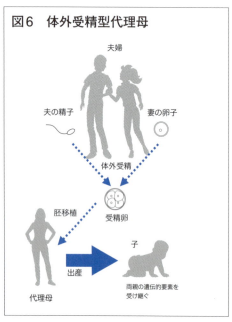
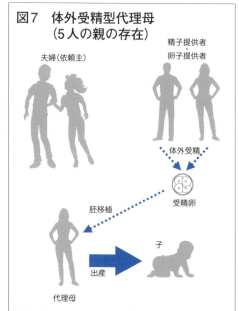

❶ 人工授精型代理母（サロゲート・マザー）

　依頼者の精子を人工授精によって子宮に入れ、代理懐胎・出産する女性のことです。生まれた子どもは、養育する父とは遺伝的関係がありますが、養育する母とはその関係がありません。代理母は遺伝子上の母であるため、出産してから引き渡しを拒否する事件（☞補足資料2）も起きています（図5）。

❷ 体外受精型代理母（ホスト・マザー）

　依頼者カップルの体外受精卵を子宮に移植し、代理懐胎・出産する女性のことです（図6）。生まれた子どもと養育する両親には、遺伝的関係があります。このほかに、提供卵子と依頼者の精子、

提供精子と依頼者の卵子、提供精子と提供卵子を用いて代理懐胎する場合があります。提供精子と提供卵子を用いた場合、生まれた子どもには、遺伝子上の親が2人、養育する親が2人、そして代理母の計5人の「親」が存在します（図7）（☞補足資料3）。

3. 生殖補助医療がもたらす問題

自然妊娠が困難な夫婦にとっては、生殖補助医療は有効な方法かもしれません。しかし、技術を利用することによる身体的あるいは精神的負担が生じ、また第三者の精子・卵子・受精卵の使用や、代理母による代行など何通りもの選択肢がでてくると、法的、倫理的、社会的な問題も生じてきます。

3-1 治療による強い副作用と低い妊娠率

不妊の原因が男性側にあっても、不妊治療の対象は女性の身体です。採卵、胚移植、その間の排卵誘発剤や着床準備のためのホルモン投与など、身体的負担は少なくありません。出産まで至る確率は年々上がっているとはいえ、妊娠率は年齢・回数によりますが胚移植1回あたり31.9％前後となっています[6]。精神的・経済的な負担も重なります。

これは、代理懐胎においても同様のリスクがあります。通常の妊娠・出産においても、約10万人に5人は分娩でいのちを落としているのが現状です。代理懐胎は、身体的・精神的なリスクを第三者に負わせることになります。

3-2 多胎妊娠と減数手術

体外受精における受精卵の着床率が低いため、複数の受精卵が子宮に戻されます。これを多胎妊娠といいます。多胎妊娠は母体や胎児にとってリスクが高いため、妊娠10週目前後に対象となる胎児を取り除く減数手術が行われます。現在は、技術的に着床率が上がり子宮に戻す受精卵の数は1～2個が原則とされていますが[注9]、それでも、減数手術が行われる場合があります。子どもが欲しいという思いで臨んだのに、今度は数が多いからと排除することも可能な技術です。しかし、どの子を選別して破棄するのでしょうか。

選別に関する課題として、生殖補助医療は出生前診断や受精卵診断と密接な関係にあります（☞10章）。これらの検査により、障害を持つ胎児の中絶や胚に戻す受精卵の選択が可能となります。親や医療者に胎児の生命の質を選択する権利があるのでしょうか。

3-3 凍結精子・凍結卵子・凍結余剰胚

余剰胚や精子や卵子を凍結しておくと、それを利用して、兄弟姉妹を作ることが可能です。女性の身体の負担を軽減でき、多胎妊娠を防止することもできます。一方で、凍結した時点と使用時の状況が異なる場合があります。その間に離別や死別などが起こるかもしれません。日本では離別や死亡があった場合、その受精卵を用いて妊娠することは認められていません[7]。2000年以降、夫の死後にその凍結精子で妊娠・出産した例が5件ありますが、どの事例も法的に摘出子と認められませんでした[注10]。

注9 「胚移植は原則1個までとする。ただし、35歳以上の女性や2回以上続けて妊娠不成立であった女性などについては2胚移植を許容する」（「生殖補助医療における多胎妊娠防止に関する見解」2008年）。
注10 （事例）放射線治療をうける夫が、治療前に精子を冷凍保存し、夫の死後、妻がその凍結精子で体外受精し出産した。2006年、最高裁で死後認知は認められなかった。

親子関係を定める日本の法律は、生殖・出産の過程で遺伝的にも法的にも同じ親であることが前提につくられていますので、凍結技術の存在が、従来の親子関係や家族関係に変化を及ぼすことは避けられません。凍結保存した胚や配偶子（精子・卵子）をどのように使用するのか、あるいは使用していいのか、破棄していいのか、その判断は誰がするのかなどを考えていく必要があります。

3-4　余剰胚の研究利用

オーストラリア・イギリス・アメリカ（州によって異なる）・日本などでは、受精後14日以内の余剰胚を生殖補助医療研究に利用していました。「14日ルール」とも呼ばれ、各国共通の認識でした[8]。しかし、進展するゲノム編集技術の状況を踏まえ、2021年国際幹細胞学会が科学的意義からヒト胚の14日を超える培養を容認するガイドラインを提示しました[9]（☞補足資料4）。現在、各国でヒト胚培養期間の緩和について再考されています。また受精卵診断による廃棄予定の疾患胚や染色体異数胚も、余剰胚としてゲノム編集やiPS細胞研究の材料となる可能性もあります。しかし、「要らなくなった胚」とは誰の立場から言っているのか、また余剰胚はただの物体なのか、すでに人なのかという様々な倫理的問題が残っています。

3-5　親子関係に及ぼす影響

凍結技術も含め生殖技術によって、性交・受精・出産が分離され、従来の「家族関係の常識」が通用しなくなり認知問題や民法上の記載も複雑になります。AIDの被実施者の夫が、提供精子に同意していなかったため、生まれた子どもを嫡出子として認知しなかった例があります[10]。

代理懐胎の場合、親子関係で問題になるのは、「母親が誰か」ということです。日本では、法的な規制はありませんが、産んだ人を「母」としています（☞補足資料5）。このルールによって、生まれた子どもの戸籍表記が変わります。

様々な技術と様々な家族形態、そして個々の願望をどのように組み合わせていくのか、従来の血縁を重視した家族関係の枠組みを拡大して捉える必要があります。また子どもの福祉を重視する観点から大いに議論すべきところです。

3-6　子どもの出自を知る権利と匿名

日本では、AIDの場合、精子提供者のプライバシー保護と家族間の混乱を避けるために、匿名を原則としてきました。しかし匿名では、生まれてきた子どもに自分の父親が誰なのかを知ることができません。出自を知る権利は国連の「子どもの権利条約」（☞11章注3）で保障されており、日本でも、AIDで生まれた子どもが15歳以上であれば子どもの保護・人間の尊厳性を守るという観点から情報開示を請求することができます[11]。出自を知る権利は国連の「児童の権利条約」に起訴づけられており日本は批准しています。しかし、親が出自の告知をいつ・どのように行うかなどのサポートシステムは法的に整備されていません。出自の告知は、これまで築いてきた親子の関係に何らかの影響を与える可能性があり、簡単な問題ではありません。第三者の精子や卵子による体外受精および代理懐胎の場合は、さらに複雑になります。

重要なことは、出自を知る権利を尊重し、また子どもが生きて行くうえで、出自を知ることが不利益にならないような体制を整えることです。

4. 代理懐胎の状況と問題

　日本産科婦人科学会および厚生科学審議会生殖補助医療部会では、従来から代理懐胎を認めていませんが、日本学術会議では、先天的に子宮を持たない女性や子宮摘出の治療を受けた女性に限定して、代理懐胎の試行的実施を考慮すべきとの見解を示しています（☞補足資料6）。2022年に公布された生殖補助医療特例法（☞5節）は、法的な制約はありませんが代理懐胎を認めておらず、2年後に再検討と記述されているだけです。

　前述したように、日本では産んだ人が「母」というルールがあります。体外受精型代理母を依頼した場合、子どもは遺伝的には依頼者が両親であっても、戸籍では実子ではなく養子として記載されます（注11）。2006年に長野県の産科医院で、娘夫婦の受精卵で娘の母親が代理懐胎し、孫を産んだ例があります（☞補足資料7）。この場合、祖母の実子として届けた後、特別養子縁組（☞11章6節）によって娘夫婦と子どもとの法的関係が成立しました。

　一方、インドやタイなどでは代理懐胎がビジネスとなっており、これを海外の富裕層たちが利用しているという実態があります。2014年には、タイで日本人男性が代理出産によって複数の子供を設けていたことが発覚しています。経済格差を利用した生殖ツーリズム現象は、先進国による社会的経済的な搾取を生み出しています。ウクライナでは商業的代理懐胎は合法化されていますが、新型コロナ感染拡大やとロシアとの戦争で、生まれた子どもの引き取りや代理母の出国がままならず問題になっています。

5. 生殖補助医療に関する日本の規定と課題

　日本にはこれまで生殖補助医療に関する法規制が存在せず、日本産科婦人科学会の学会報告「会告」がガイドラインの役割を果たしていました（☞補足資料8）。日本で初めて生殖補助医療に関わる法律ができたのが、2022年の「生殖補助医療の提供及びこれにより出生した子の親子関係に関する民法の特例に関する法律」（以下、生殖補助医療特例法）です。しかし、生殖補助医療技術に関する内容ではなく、法制化されたのは親子関係に終始しており、多くの課題が残されたままです。

　なお、諸外国の生殖補助医療に関する法規制については表1、表2を参照してください。

5-1　生殖補助医療特例法の内容と課題

　生殖補助医療特例法は、生殖補助医療の提供促進と第三者の卵子・精子を用いて出生した場合の親子関係について述べています。法律で精子や卵子の提供を合法化し、さらに不妊治療の保険適用を可能にしました。このため生殖補助医療が一層促進され、これによって救われる人々がいることは否めません。

　しかし、卵子提供による女性の身体リスクや健康被害、さらに、経済的格差による搾取の構造（精子・卵子の売買）を孕む危険性については検討されていません。生殖補助医療の被実施者の対象も条件も曖昧なままです。

　一方、日本産科婦人科学会の生殖補助医療に対する見解は、2023年の段階では「原則、体外受精・胚移植以外の方法では妊娠の可能性がないか極めて低いと判断された場合を対象とする」と規定しています[12]。

注11　2005年、アメリカのネバダ州で、日本人の夫婦が自分たちの受精卵を使用し、代理懐胎で子どもを得たが、日本では実子として認められなかった例がある。

表1 各国の生殖補助技術に関連する主な法律と対象者

	法	生殖医療受療対象
日本	生殖補助医療特例法	法律婚・事実婚のみ
ドイツ	胚保護法（1991）	婚姻関係・同姓（女性）カップル
フランス	生命倫理法（2004）公衆衛生法	事実婚程度の婚姻関係・同姓（女性）カップル・独身女性（2019）
イギリス	ヒト受精と胎生学に関する法律（1990）	婚姻関係・同姓（女性）カップル
スペイン	国内法（14/2006）	婚姻関係・同姓（女性）カップル
スエーデン	ジェネリックインテクリティ法（2006）	婚姻関係・同姓（女性）カップル 独身女性
カナダ	Assisted Human Reproduction（AHR法）(2004)	婚姻関係・同性（女性・男性）カップル 独身女性・独身男性
オーストラリア	不妊治療法（ビクトリア州）生殖技術法（南オーストラリア）人間の生殖技術ほう（西オーストラリア）	婚姻関係・同性（女性）カップル 独身女性
韓国	母子保健法・生命倫理及び安ん全nに関する法律	事実婚程度の婚姻関係

（厚生労働省，2021，諸外国における不妊治療に対する経済的支援等に関する調査研究報告書を参考に筆者作成）

表2 生殖補助技術に関連する法規制

	精子提供	卵子提供	胚移植	体外受精	顕微授精	代理出産	死後生殖
日本	○（匿名）	○（匿名）	○（条件あり）	○（条件あり）	○	×	×
ドイツ	○（登録義務）	×	×	○	○	×	×
フランス	○	○	○	○	○	×	×
イギリス	○（登録義務）	○（登録義務）	○	○	○	○	○
スペイン	○（登録義務）	○（登録義務）	○	○	○	×	×（死後12ヶ月まで）
スウェーデン	○（登録義務）	○（登録義務）	○	○	○	×	×
カナダ	○	○	○	○	○	○（売買禁止）	○（書面による同意）
オーストラリア	○	○	○	○	○	○（売買禁止）	○（制限あり）
韓国	×	×	×	○	○	×	×

（厚生労働省，2021，諸外国における不妊治療に対する経済的支援等に関する調査研究報告書を参考に筆者作成）

5-2　親子関係・出自を知る権利の不問

　生殖補助医療特例法は、親子関係については、卵子提供によって出産した女性を母とすること、また、精子提供によって出産した女性の夫は、それに同意していた場合、父になることを否認できないとしています。言い方を変えれば、提供精子に同意していなかった場合は、否認できるということになりますが、これでは子どもの視点からは何の解決にもなっていません。また、AIDによって生まれた子どもの「出自を知る権利」の保障についても不問のままです。生殖補助医療の当事者は子どもであり、子どもの権利を主体とする視点が欠けています。

　この「生殖補助医療特例法」は、少子化対策に位置付けて急遽出されたものであり、これによって、女性は子どもを産むべきものという社会の圧力につながる懸念があります。

　これらの問題点は、代理懐胎の可否も含め2年後の検討枠に入れられていますが、2024年現在、検討はされていません。まずは、生殖補助医療の対象者（シングルの女性や男性、同性カップルも含め）を誰にどういう条件で認めていくのかなどの具体的な規制や出自を知る権利の保障について議論すべきです。また、生まれた子供に障害や病気があった場合の社会的支援や倫理的支援の構築も重要です。

6. より強くなる出産への願望

　子どもが欲しいという思いは当事者の幸福追求権に相当し、体外受精の提供胚の禁止や、代理懐胎の禁止はその侵害にあたるという見方もあります。技術を利用してまで子どもが欲しいという切実な願いは、当事者でなければわかりません。しかし、技術の発展とともに、利用せずに諦めることが許されない心境に至ってしまうと、誰もが生きづらい社会になってしまうかもしれません。子どもを産むことが普通という社会通念が存在しているならば、生殖技術の利用は自己決定だけで片づく問題ではありません。自らの意思で生みたいと思うときに安心して生むことができる環境を社会全体で整えることが重要です。

　子どもが欲しいという自然な思いを不自然な方法で叶えるのが、生殖補助医療です。技術と願望を、どこでどのように折り合いをつければいいのか考えていくことが大事です。また、たとえ子どもを生むことが叶わなかったとしても、あらゆる生き方を応援できる社会も必要です。

補足資料

① AIDが認められるのはAID以外の方法では妊娠の可能性がない場合、AID以外の方法で妊娠をはかった場合、母体や児に危機が及ぶ場合などである[1]。実施の際には夫婦の同意書の提出が必要とされている。

② 1985年、アメリカ・ニュージャージー州でおきたベビーM事件では、サロゲート・マザーの契約をした女性が、出産後、契約金の受け取りを拒否し依頼夫婦に赤ちゃんを引き渡さなかった。依頼夫婦が代理母契約を根拠に裁判を起こし、結果的に、養育権は依頼夫婦に認められ、女性には訪問権だけが認められた。

③ 1990年代にアメリカで5人の親を持つ子どもに関わる裁判が起こっている。依頼者の夫婦は、第三者の精子と卵子を提供してもらい、その体外受精で得た受精卵を、別の女性の子宮に戻し出産してもらう方法を選んだ。ところが、依頼者の夫婦は出産前に離婚をした。そこで代理母が子どもを養子として育てたいと訴えたのである。しかし、認められず、最終的に、離婚した夫婦が子どもの法的な親であると決まったのが3年後であった。

④ 「14日ルール」：14日以内とは、胚において個体形成に与える臓器分化の時期以前という見解からきている[2]。また、ヒト胚を14日を超える期間培養することは技術的に不可能だった。しかし、技術の発展によって14日を超える培養も可能となり、有益な知見が得られる科学的意義から、国際幹細胞学会は2021年にガイドラインを改訂し、現在14日以内というルールが再考されている。

⑤ 日本には、母子関係の有無を決定する明文規定はないが、「母子関係の有無は分娩の事実により決定するのが相当である」という昭和37年の非嫡出母子関係に関する最高裁の判例[3]によって、産んだ人が母というルールに依っている。

⑥ 代理懐胎の禁止理由事項は「人を専ら生殖の手段として扱ってはならない」「第三者に（妊娠・出産という）多大な危険性を負わせる」「生まれてくる子どもの福祉の観点から望ましくない」などが挙げられている[4]。しかし、日本学術会議では、先天的に子宮を持たない女性や子宮摘出の治療を受けた女性に限定して代理懐胎の試行的実施を考慮すべきとの見解を示している[5]。

⑦ 実施した産科医は1996～2006年の間に15例の代理出産も実施し、このうち5例は依頼夫婦の妻の実母が出産していたことを公表した[6]。また、1998～2007年の間に第三者からの精子・卵子提供による体外受精を計160組実施し、84人が出産したことを発表した。2014年に夫の父親の精子による人工授精も実施している[7]。

⑧　政府は、1998年に厚生科学審議会生殖補助医療部会を設置し、2003年には医学上の理由がある場合に限ってという条件付きで第三者からの精子・卵子・胚の提供を容認、代理懐胎は禁止として立法化に動き出していたが、法整備はできなかった。「精子・卵子・胚の提供等による生殖補助医療制度の整備に関する報告書」[8] 以来、日本産科婦人科学会の学会報告がガイドラインとなっていた。

1) 日本産科婦人科学会, 2015, 「提供精子を用いた人工授精に関する見解」
2) 日本産科婦人科学会, 2013, 「ヒト精子・卵子・受精卵を取り扱う研究に関する見解」
3) 最高裁判所民事判例集, 16巻7号1247頁
4) 厚生科学審議会生殖補助医療部会, 2003, 「精子・卵子・胚の提供等による生殖補助医療制度の整備に関する報告書」
5) 日本学術会議, 2008, 「代理懐胎を中心とする生殖補助医療の課題―社会的合意に向けて―」
6) 朝日新聞, 2006年10月16日「孫を代理出産　50代後半娘夫婦の受精卵で」
7) 読売新聞, 2014年7月28日「祖父の精子で誕生118人―長野の病院　体外受精17年間で」
8) 文献4に同じ

✳ ✳ ✳ Discussion ✳ ✳ ✳

Q1 もし、あなたが、赤ちゃんを妊娠しにくいカップルの当事者であった場合、「生殖補助医療」を望みますか。望むならどの範囲までと考えますか。それとも、生殖補助医療を使用せず自然にまかせますか。

Q2 不妊の原因が男性側の無精子症であることが判明しました。AID（非配偶者間人工授精）を試みますか。また、精子提供者は、その男性と少しでも血縁関係にある人を選びますか。

Q3 AIDによって生まれた子どもが、自分の父親を知りたいと要求した場合、精子提供者の情報を伝えるべきだと思いますか。

Q4 あなた（または、あなたのパートナー）は、子宮がんで子宮を摘出し、妊娠できないとします。夫婦間の受精卵を、誰かに代理懐胎してほしいと思いますか。また、その際、代理懐胎してもらう人を選びたいですか。

Q5 あなたの患者さんが不妊治療を受けているとします。その患者さんから「治療を受けると、自分たちのこどもが欲しいという要求に歯止めがかからなくなりそうで、怖くて不安だ」と相談されました。あなたはどのように答えますか。

10章 胎児を探る、受精卵を探る
——子はつくるものから、つくられるものへ

「障害のない子ども」「優れた子ども」がほしいという人間の欲望は、医療技術の発達を促し、胎児の遺伝病や障害の有無がわかる検査を可能にしてきました。このような技術は、母体や胎児の健康管理や適切な分娩方法の診断に役に立つ面もありますが、生まれてくる子どもの「質」を選別することによって、「不必要」だと思われる子を捨ててしまう行為にもつながります。検査対象が拡大されると、検査や操作への社会的・心理的ハードルが下がり、質の選別は当たり前となっていきます。いずれ、良い種の育成を良しとする優生社会へと向かうのではないかと危惧されています。

1. 出生前診断

子宮内の胎児の状態を調べて、染色体異常・代謝異常の有無を診断するのが出生前診断です。「妊娠中に胎児が何らかの疾患に罹患していると思われる場合に、その正確な病態を知る目的」で行われるとされています[1]。日本では、1970年代前後から羊水検査や超音波画像検査が始まり、90年代から母体血清マーカー検査や絨毛検査が行われるようになりました。2013年には、新型出生前検査（以下NIPT）が導入され、現在、実施施設も拡大されています（☞9節）。

これらの診断によって胎児に異常が見つかった場合、胎児治療（注1）を行うこともありますが、この治療が可能な疾患は現在のところ限られています。そのため治療ではなく、胎児の異常を除くために胎児そのものを破棄するという方法がとられます。これを選択的（選別的）人工妊娠中絶（以下、選択的中絶）（注2）といいます。出生前診断の倫理的な問題は、妊娠を継続するかどうかの判断材料となりうることです。

1-1 出生前診断の種類

出生前診断には、確率診断と確定診断があります（表1）。確率診断とは胎児の障害の確率がわかる診断です。NIPTや母体血清マーカー検査（☞7節）など、母親からの採血で診断する方法があり、検査そのもので胎児にリスクを及ぼすことはありません。これらの検査で障害の可能性が示唆されると、羊水検査・絨毛検査などの確定診断を勧められることもあります。確定診断は、侵襲的な検査であり流産を引き起こす危険性があります。確定診断の実施要件には、「夫婦のいずれかが染色体異常の保因者である場合、染色体異常症に罹患した児を妊娠・分娩した既往を有する場合、高齢妊娠の場合」などが挙げられています[2]。

注1 重篤な疾患に罹った胎児を、母体外から手術を行い治療する方法。
注2 胎児の異常を理由に胎児そのものを堕胎すること。

表1 出生前診断の種類

確定診断

検査の種類	実施時期	検査対象の疾患	方法	危険性（侵襲性）
羊水検査	妊娠15週以降	染色体異常（主にダウン症）・代謝異常など	羊水中の胎児由来細胞を培養	約1/300の確率で流産
絨毛検査	妊娠9確定診断になり得る検査週〜11週	染色体異常（主にダウン症）・代謝異常など	胎盤絨毛の一部を採取	検査による胎児奇形・流産誘発率は1/100
胎児臍帯血検査	妊娠中期〜後期	胎児水腫・遺伝性血液疾患・染色体異常（主にダウン症）	臍帯や胎盤表面の血管から	採血採血部位からの出血

確定診断になり得る検査

検査の種類	実施時期	検査対象の疾患	方法	危険性（侵襲性）
通常超音波検査	妊娠初期〜後期	胎児の発育状態	画像診断の一つ	母体・胎児への危険性なし
超音波画像検査（胎児形態異常スクリーニング：※1）	妊娠初期〜後期	胎児の発育状態・口唇口蓋裂・二分脊椎・横隔膜ヘルニア・短肢・無脳症など、主に形態に異常を持つ疾患	画像診断の一つ	母体・胎児への危険性なし

確率診断（非確定診断）

検査の種類	実施時期	検査対象の疾患	方法	危険性（侵襲性）
遺伝学的超音波画像検査（NT：※2）	妊娠初期	染色体異常（主にダウン症）	超音波断層法で頸部の厚み測定	母体・胎児への危険性なし
母体血清マーカー検査	妊娠15週〜20週	染色体異常（主にダウン症）二分脊椎・無脳症・開放性神経管奇形など	母体血中のホルモン・タンパク量測定	母体・胎児への危険性なし
新型出生前診断（NIPT）	妊娠10週以降	染色体異常（主にダウン症）	母体血から胎児のDNA断片を分析	母体・胎児への危険性なし

※1 超音波検査の中でも、通常超音波検査（妊婦健診での超音波検査）と胎児形態異常を目的とした「胎児形態異常スクリーニング」は確定診断となりうるとされる場合がある（市塚清健ほか，2019，「胎児超音波検査において遺伝性疾患が疑われる場合の遺伝カウンセリングの注意点」『産婦人科の実際』68（2）：181-185）。
※2 超音波検査の中で、遺伝学的超音波検査（NT（胎児後頭部の浮腫）測定）の検査は確率診断に分類される（市塚清健ほか，2019）。このほかの超音波ソフトマーカーには、鼻骨低形成（欠損）・三尖弁逆流検査などがあり、すべて確率診断である。

2. 受精卵診断（着床前診断）

　体外受精による受精卵が4〜8分割卵（胚）になった段階で、その中から1〜2個の細胞を取り出し、特定の遺伝子や染色体の異常を診断するのが受精卵診断です。診断した結果、「正常」と判断された胚のみを子宮に戻します。検査精度は70〜80％であるため、羊水検査などの確定診断が併用されています。また、同じ技術を用いて流産を防止するために染色体の状態を調べる着床前スクリーニング検査があります。

　受精卵診断が導入された1990年代には、日本産科婦人科学会は、その適用範囲を「重篤な遺伝性疾患」に限定し、検査の対象者は夫婦のいずれかが重篤な遺伝性疾患の遺伝子変異を保有する場合に限り、臨床研究を行っていました[3]。しかし2006年に「染色体転座に起因する習慣流産」を審査の対象とする見解を出し、2010年には着床前スクリーニングの臨床応用を承認しました[4]。現在は、不妊症を対象とした着床前遺伝学的検査も行われています[5]。

　このほか、遺伝子疾患を持つ兄弟（姉妹）に、臍帯血移植や骨髄移植が可能なドナー・ベビー（☞

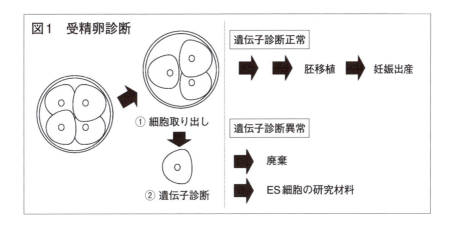

図1　受精卵診断

補足資料1）を作成するための受精卵診断が行われています。

3. 出生前診断と受精卵診断に付随する問題

3-1　出生前診断と選択的中絶

　出生前診断は、その結果をもとに適切な分娩方法や分娩施設、出生後の医療的・精神的サポートが準備できるという意味では有用な診断といえます。しかし、この診断結果を「不都合な妊娠」とし中絶を選択するならば、この検査の持つ意味は変わってきます。選択的中絶を前提にした出生前診断は、「障害」を持たない生命のみを守るための診断になります。

　現在日本では、人工妊娠中絶が行える条件は母体保護法によって規定されています（☞補足資料2）。その条件の中に、選択的中絶を認める項目（胎児条項）[注3]は含まれていません。胎児の障害による中絶は、母体保護法の「身体的又は経済的理由」の条項に当てはめ暗黙の了解のもと行われているのが現状です。一方、イギリスでは、1967年に「人工妊娠中絶法」が成立し、その中に胎児条項も入っています。成立以降、イギリスでは二分脊椎症を持つ新生児の数が激減してきました。胎児の時期に中絶されているからです。

3-2　受精卵診断と受精卵の破棄

　受精卵診断の場合、「正常」でない胚は子宮に戻さず破棄されます。「障害」のある受精卵は、子宮内で生きることさえ拒否されるわけです。もし受精卵が「いのち」あるものとするならば、その破棄は選択的中絶と変わりません。また、9章3-4節で記述したように、破棄される受精卵が、ゲノム編集やiPS細胞の研究に利用される可能性もあります。

　日本産科婦人科学会は、着床前診断の適用範囲を疾患だけでなく流産防止まで拡大しましたが、流産しやすい体質を病気として捉え選別の対象とすることには大きな倫理的問題があります。流産の要因は遺伝子のみでなく環境など様々な影響もあり、流産しやすい受精卵であっても出産まで至る事例もあり、「流産防止の名によるいのちの選別である」と利光は指摘しています[6]。

　ドナー・ベビー作成の可否は長く議論されている課題です。しかし、治療のために選抜された受精卵は条件が満たされなければ破棄されていたことになり、選択された子どもは治療目的という意図で選ばれた存在条件から逃れることはできません。

注3　胎児の状態による中絶を認め合法化する規定を胎児条項という。

4. 出生前診断・受精卵診断導入の歴史的経緯

この節では、出生前診断と受精卵診断技術の導入過程を時代経過とともに見ていきます。技術の背後にある社会的思想・背景も重要です。

4-1　優生思想の展開

出生前診断や受精卵診断による胚の選別は、優生思想という考え方と密接な関わりがあります（☞7章13節）。

19世紀末にイギリスで提唱された「優生学」は、1930年代までにアメリカ・ヨーロッパ・アジアなど世界各地に広がりました。その理論を背景に、生殖コントロールを通じて子孫の質の改良をしていこうという優生思想も広がりました。

この優生思想を法律で具現化した一つに強制断種法があります。アメリカでは、「1907年にインディアナ州で始まり、1931年までに30州で成立」しています[7]。犯罪者やレイプ犯や精神疾患者など施設に入所している人たちが対象となりました。ヨーロッパでは、1929年デンマークで断種法が成立しています。1933年、ナチス政権は「遺伝病的子孫の増殖防止に関する法律」を制定し、この法律によって約37万人が断種されました。日本は、このナチスの断種法をモデルに、1940年、国民優生法が成立し強制不妊手術を実施しました。

4-2　日本における優生政策の展開——国民優生法（1940～1948年）

第二次世界大戦に突入する最中に成立した国民優生法（1940年）（☞p84、参考資料）は、戦争のために人口増強政策が推進されましたが、あくまでも優良健全の産児を奨励し、「悪質なる遺伝性疾患」とされた者には不妊手術を施しました。

4-3　優生保護法（1948～1966年）

1948年に成立した優生保護法では、戦後の人口抑制政策として経済条項が追加され中絶が緩和されました。堕胎罪はこの時に休眠状態に入ります（☞補足資料3）。しかし、中絶を緩和すると同時に健康な子供だけが生まれるように「不良な子孫の出生を防止する」という優生目的の不妊手術の対象も拡大され、精神疾患や遺伝性疾患や障害を持つ人たちの生殖を制限するために強制不妊手術が行われました。国民優性法より遥かに優生思想が入り込んでいました（☞p84、参考資料）。

❶強制不妊手術

優生保護法のもと、障害者を対象に本人の意思に基づかない強制的な不妊手術が行われました。その数は国の統計で2万5千人を超えているとされています[8]。政治権力と医療が手を結んで犯した人権侵害による手術でした(注4)。

2018年になって初めて「強制不妊手術は憲法違反」として国家賠償請求が起こされました。2019年4月に、優生保護法（旧優生保護法）の被害者に支払う「一時金支給法」（強制不妊救済法）が成立しましたが、この時点では国の責任は明確に示されていませんでした。その後、全国各地で声が上がり2021年には全国8地裁25名の原告が訴訟を提起しましたが、判決のほとんどは、優生保護法を憲法違反としつつも、国家賠償は除斥期間の経過により棄却されました(注5)。

注4　強制不妊手術を受けた者の7割が女性。また本人の同意を必要としない手術は16,475件にのぼった。
注5　除斥期間：不法行為を受けて20年が過ぎると賠償を求める権利がなくなる期間。

しかし、2024年7月3日、最高裁判所は除斥期間の適用を認めず、国に対して被害者への損害賠償を命じました。67年間苦しんできた被害者らが初めて勝訴したのです。

5. 国民の資質向上に向けて（1960〜1970年代）

高度成長期に入った日本は、1962年に厚生省人口問題審議会を開催し、「人口資質向上対策に関する決議」を出しました。国民の総合的能力を向上させるために、欠陥者の比率を減らし、優秀者の比率を増すような社会体制を必要としたのです(注6)。財政拡大を背景に重度障害者の「コロニー建設」が増設され、障害を持つ人たちの大量収容施設が多数建設されていったのもこの頃です。

その後、高度成長期の終焉とともに社会保障制度の見直しが強化され、福祉コスト削減のため「障害児発生防止政策」が国策の一環として行われました。その一つが不幸な子どもの生まれない運動でした。

5-1 不幸な子どもの生まれない運動

出生前診断が急速に広まりだした1960〜1970年代にかけて、「不幸な子どもの生まれない運動」（☞補足資料4）が、各自治体の主導で展開されました。「障害のある子どもは不幸」であって、生まれない方がいいという主旨で、羊水検査を妊婦に推進する運動でした。これを背景に1970年代初頭には、経済的理由の削除と胎児条項導入を内容とする優生保護法改訂の動きがありました。

これに対して、障害者団体「青い芝の会」を中心に、出生前診断は障害者の「事前抹殺」であると激しい反対運動が起こりました。障害を持つ人たちを「あってはならない存在」と見なすことになるからです[9]。また、「障害児」を育てている人たちにとって、我が子と同じ状態の子どもが、胎児のうちに殺される検査が普及していくことは受け入れ難いものでした。

5-2 障害者運動と女性運動の動き

一方で、女性団体を中心に、中絶するかどうかは女性の自己決定によるものであるという運動が起こり、一時期「選択的中絶も自己決定権に含まれるのか」と糾す障害者運動と対立しました。しかし両者は、胎児条項導入は国家による生殖への介入だという点で共闘を組みました。その結果「子供を産むかどうかの選択は自己決定であるが、子どもの質を選ぶこととは明確に弁別できる」（☞補足資料5）としました[10]。質の選択は女性やパートナーの自己決定権には含まれず正当化もされないとしたのです。結果、優生保護法の中に胎児条項は組み込まれませんでした。

5-3 内なる優生思想

1970年代後半になってようやく「不幸な子どもの生まれない運動」は下火になりました。障害者運動と女性運動の長い間の共闘の結果です。同時に両者は、出生前診断およびその結果による選択的中絶は障害者差別であり、個人による自己決定という形をとった「内なる優生思想」（☞7章13節、7章補足資料5）の実践であると指摘しました。「産める社会を！産みたい社会を！」というスローガンを掲げ[11]、質の差別は個人の問題ではなく社会であることを明確に示したのです。これら障害者運動による優生批判は、医療者側に大きな影響を与え、出生前診断の普及に慎重な態度を示すようになりました。

注6　「欠陥者の比率を減らし、優秀者の比率を増すように配慮することは、国民の総合的能力向上のための基本的要請である」とされた（国立社会保障・人口問題研究所，1962年勧告）。

6. らい予防法

　優生思想に基づく障害者差別を助長した法律に「らい予防法」があります。国民優生法・優生保護法の時代よりも遥か前の1907年に、「癩予防に関する件」が制定され癩病の患者たちが断種を強要され、療養所への収容が開始されました。さらに1931年の「癩予防法」によって癩病患者の隔離が推進されました。伝染しない病気であることは早くから明らかであったにも関わらず、国は、1953年に「癩予防法」を「らい予防法」と改名し、さらに隔離政策を続けました。この法律は1996年になってようやく廃止されました[注7]。以降、「らい病」は「ハンセン病」と改められました。国の優生政策によってハンセン病患者は長きに渡って偏見や差別を受けてきたのです。

7. 母体血清マーカー検査をめぐる論争

　1990年代に入ると、米国や国内の臨床検査会社が母体血清マーカー検査の受注を商業（利潤）ベースで開始しました。母体血清マーカー検査は、母体からの採血のみで主にダウン症であるかどうかの確率診断ができます。しかし、簡便さゆえに不特定多数の妊婦を対象とするマススクリーニング検査[注8]（障害のふるい分け検査）として普及することへの懸念も示され、日本ダウン症協会をはじめとする障害者団体や女性団体が反対を表明しました[12]。障害者団体は、障害者への支援体制が不十分な現状では、検査の周知はそのまま勧奨につながると強い危機感を表明しました。これを受け、国は1999年に「母体血清マーカー検査に関する見解」を出しました。不十分なICやカウンセリング体制もない現状を踏まえ、「検査を積極的に妊婦に知らせる必要はない」と非常に抑制的な内容でした[13]。この結果、母体血清マーカー検査数は、1999年から徐々に減少し、以降ほぼ横ばいから微動の状態でした。しかし2011年頃からその数が増えてきました。このきっかけがNIPTのような少量の血液からさまざまな遺伝学的変化がわかる新しい検査方法の登場でした（☞9節）。

8. 母体保護法（1996年〜）

　1994年カイロで開催された国連国際開発会議において、日本の優生保護法は今なお「優生上の見地から不良な子孫の出生を防止する」項目が残っており、障害を持つ人たちが人権を侵害されているという実態が訴えられ、国際的な批判を受けました。その後、各障害者団体や女性団体[注9]などが厚生省に「優生保護法と刑法堕胎罪の完全撤廃を求める要望書」を提出し、厚生省内部で検討した結果、1996年に母体保護法が成立しました（☞p84、参考資料）。

　母体保護法では、優生思想に基づく規定が削除され、不妊手術と人工妊娠中絶の適応条件が定められています。しかし、女性の自己決定を認めない堕胎罪は、現在も残されたままです。なお、国民優生法・優生保護法・母体保護法については参考資料にまとめてあります（☞p84）。

注7　2019年6月、隔離政策で本人も家族も深刻な差別を受けたとして国に損害賠償と謝罪を求めた訴訟の判決が勝訴した。
注8　マススクリーニング。集団検査。目的は治療よりも予防が望ましいという考えのもと、早期発見・早期治療を目的とした検査の総称。
注9　日本脳性麻痺者協会全国青い芝の会総連合会・DPI（障害者インターナショナル）女性障害者ネットワーク及びわたしのからだから82'優生保護法改悪阻止連絡会など

9. 新型出生前検査（NIPT＝無侵襲的出生前遺伝学的検査）

　NIPTは、母体血清マーカー検査と同じく確率検査の一種です。妊婦の血液中に含まれる胎児のDNAを検査し、ダウン症など3種類の染色体の変化の可能性を調べる検査です（☞補足資料6）。母体血清マーカー検査よりも高い精度で、妊娠10週という早い時期からの診断が可能と言われています。2011年に米国で市場化されると一気に世界中に広まり、2013年に日本に導入されました。しかし、簡易な検査であるがゆえに、検査を受ける意義や結果の解釈、検査後に求められる判断や確定診断に至る過程など、情報提供と受診者の理解を得る必要があります。

9-1　NIPTをめぐる指針

　NIPTの臨床検査は、2013年の日本産科婦人科学会の「NIPTに関する指針」に基づいて、15の施設から始まりました。指針には、「NIPT検査の普及によって染色体数異常を有するものへの生命の否定につながりかねない」と懸念し、「十分な遺伝カウンセリングが行える施設で限定的に実施」するとしていました[14]。実施施設は日本医学会の「施設認定・登録委員会」で審査と認定を受ける必要がありました。日本医学会・日本人類遺伝学会など関連5団体も共同声明を出し、厚生労働省も「指針」周知を求める通達を発出しました。

9-2　NIPTの対象拡大の指針

　検査を受けたいという妊婦の数が次第に増えてくると、医療者側はそれに対応するようになります。その間、問題となってきたのは、2016年頃から美容外科や皮膚科など専門外の非認定施設でも検査を実施するようになり、2020年には認定施設よりも多くなったことです。採血さえすれば、後は検査会社に出すだけなので、医院はビジネスとして大きな利潤が得られるからです。しかし、非認定のクリニックでは、情報提供もカウンセリングも検査の意図もそして「中絶」を選んだ際の責任などを持たないという実態が見えてきました。これらを懸念した日本産科婦人科学会は、2019年に施設要件を緩和し、基幹施設だけでなく一般の産科クリニックにおいても実施可能とする「新指針案」を提案しました（☞補足資料7）。

9-3　出生前検査認証制度専門委員会報告書による転換

　日本産科婦人科学会の「新指針案」を受けて、2021年5月に厚生科学審議会科学技術部会で「出生前検査認証制度専門委員会報告書」が承認され[15]、NIPTを含む従来の出生前検査のあり方が大きく転換されました。国の報告書が示す大きな転換点は4つあります。

　1つ目は、選択的中絶を容認したことです。出生前診断で障害を持つ可能性が判明した場合、母体保護法が規定する内容に該当するものがあれば、中絶を選択する可能性があるという内容を書き加えました。従来、医療の現場では暗黙の了解で選択的中絶が行われていましたが、母体保護法との関連で表には出せなかったことを国が明らかにしたということです。

　2つ目は、出生前検査に関する妊婦への情報提供を行うべきとしたことです。出生前検査の目的は妊婦やパートナーの自己決定を支援することとし、そのための情報提供は誘導とならない形で知らせるべきとしました（☞補足資料8）。しかし、情報提供や相談・支援体制・人材育成が不十分な現状である以上、検査の周知はそのまま検査の勧奨につながる懸念は残ります。誘導とならない形での情報提供は難しい課題です。

　3つ目は国の関与です。それまでは、国は出生前診断に関してはほとんど関与せず、日本産科婦

人科学会のガイドラインに沿って行われていました。しかし、出生前検査認証制度専門委員会を日本医学会に設置し、施設認証基準の作成や運営の評価を行い、厚生労働省の担当者もオブザーバーとして参画しています。国が出生前検査を医療行為の一つとして公認したことで、検査の普及を後押しする可能性が高くなります。今後、出生前検査が保健・医療政策の一環として組み込まれていく可能性も出てきます。

　4つ目は、出生前検査の商業化が拡大することです。NIPT実施施設は、基幹施設と連携すれば一般クリニックも認証対象となり、その数は一気に増えます。一方で、非認定施設への有効な法的規制は盛り込まれず、野放し状態のままです。営利目的での実施がさらに増加することが予想され、どこでも検査できるようになると、普及と同時に中絶という決断が差別につながるという感覚も薄れてきます[16]。

9-4　検査実施施設の拡大と問題点

　「出生前検査認証制度専門委員会報告書」の発表を受け、2022年に実際の運用が始まりました。情報提供については母子手帳の交付をする際にチラシを用いて、すべての妊婦に出生前検査の情報を知らせるとしました。従来の年齢制限も撤廃しました。

　2023年3月の時点で、基幹施設は169施設、連携施設206施設となり、NIPT実施件数は、20,639件となり、急速に普及拡大しています（2022年7月〜2023年7月）。

　2023年3月13日に厚生労働省は、「NIPTの臨床研究における課題と対応（見解）」において対象疾患を拡大し、認証施設でも「臨床研究」として認められるよう内容を織り込みました[17]。

　しかし現状は、報告書にあるような的確な情報提供や支援が行われているか懸念されています。NIPTの実施状況においては、受診した人の中で、確定診断を受けその結果「異常」と出た人のうち9割が中絶を選択しています（☞補足資料9）。「全妊婦が対象」という拡大方向になればマススクリーニング化を招き、特定疾患の排除やいのちの選択を助長する恐れがあります。

　また、情報提供はするが受診の判断あるいは結果を受けての妊娠継続の有無は、妊婦の自己決定に委ねられただけとも言えます。検査ありきの情報提供は、妊婦に酷な選択を迫りさらに不安にさせるだけではないかという意見もあります[18]。

10.　人工妊娠中絶をめぐる各国の議論

　人工妊娠中絶は、受精卵から「人」と捉える立場からすると生の抹殺です。これに対して、妊娠した女性の自己決定権を主張する立場からは、中絶は女性のプライバシー権に属し、その行使の一環として中絶の自由化が求められてきました。

　中絶に関する議論は、1960年代に女性の社会進出とともに激化していきました。アメリカでは、キリスト教の宗教思想のもと胎児の生命尊重を主張する「プロ・ライフ派」と女性の自己決定権を尊重する「プロ・チョイス派」が論争をくりかえし最高裁の判決までいった例もあります(注10)。

　イギリスでは1967年に「妊娠中絶法」が制定され、「何らかの医学的症状があった場合」の中絶を満期まで許容しています。フランスでは、1975年に「理由の如何にかかわらない中絶」と「治療的理由による中絶」をそれぞれ条件付きで合法化しています(注11)。ドイツは原則的に中絶は禁

注10　ロー対ウェイド判決（1973年）：妊娠を継続するか否かの女性の決定はプライバシー権に含むと認定。中絶が合法化された判決。しかし、2022年アメリカ連邦最高裁はこれを覆し、各州は独自の州法で中絶禁止が認められるようになった。女性の中絶する権利が危ぶまれている（☞7章注9）。

注11　「理由の如何にかかわらない中絶」は妊娠14週まで、治療的理由の中絶は無期限。

止されていますが、妊婦の生命の危機などを避けるため、医療的措置として容認される場合もあります。

11. 完璧な赤ちゃんを産む

　「障害のない元気な子」から「優秀な子」へという親の欲望と技術が相まって、「思い通りの子がほしい症候群（パーフェクト・チャイルド・シンドローム）」は今後増えていくかもしれません。しかし、親の思いに沿ってつくられた子どもたちは、自由意志を持つ人間として生きることを最初から拒否された人間です。完璧な赤ちゃんはその後も完璧なプログラムの中で生きることを強いられ、そこからの逸脱は、欠陥品を意味することになるでしょう。障害の有無に関わらず、ますます生きにくい社会になります。いったいどんな子が生まれてよくて、どんな子が生まれてはいけないのでしょう。

補足資料

① ドナー・ベビー

　幹細胞移植の適用となる難治性疾患に罹っている兄姉の治療目的で、移植（臍帯血移植と骨髄移植）用ドナーとして作られる次子を指す。体外受精によって得られた複数の胚（4ないし8細胞期の段階）から細胞を採取して遺伝学的検査（PGD-ES〔組織適合性検査〕）を施行し、組織（HLA：ヒト白血球抗原）適合性の高いものを選んで、子宮に移植し妊娠するという手法である。

　健康な子を望む親の願いや、生殖の自由・幸福追求権・プライバシー権の追求であるとする容認論がある一方で、生まれくる子の手段化・道具化・出生の事情が子どもの心理面に及ぼす影響が倫理的課題だとする否認論がある。

② 母体保護法第三章　母性保護（1996年）
（医師の認定による人工妊娠中絶）
・第14条
都道府県の区域を単位として設立された社団法人たる医師会の指定する医師（以下「指定医師」という。）は、次の各号の一に該当する者に対して、本人及び配偶者の同意を得て、人工妊娠中絶を行うことができる。
1. 妊娠の継続又は分娩が身体的又は経済的理由により母体の健康を著しく害するおそれのあるもの
2. 暴行若しくは脅迫によって又は抵抗若しくは拒絶することができない間に姦淫されて妊娠したもの。

③ 刑法第29章　堕胎の罪（212〜216条）（1907年新刑法）
　（堕胎）第212条　妊娠中の女子が薬物を用い、又はその他の方法により、堕胎したときは、一年以下の懲役に処する。
　　　　　第213条　女子の嘱託を受け、又はその承諾を得て堕胎させた者は、二年以下の懲役に処する。

④ 不幸な子どもの生まれない運動

　1966年、兵庫県衛生部を中心に「不幸な子どもの生まれない対策室」が開設され始まった運動。フェニルケトン尿症による精神遅滞の子ども、脳性麻痺、遺伝性精神疾患を持つ子どもたちが不幸な子どもと考えられた[1]。

⑤ 1996年当時、女性障害者ネットワークの主要メンバーであった樋口恵子氏は「女性の自己決定権は基本的人権のひとつであること、そして障害の有無によって命が価値づけられるものではないこと、従って女性の体を通じて生命の質を管理することは許されない」という共通認識に至ったと述べている[2]。

⑥　新型出生前検査（NIPT）

新型出生前検査は、妊婦の血液検査だけで染色体異常がわかる確率的検査のひとつ。対象となる妊婦は①超音波検査などで胎児に染色体異常の可能性がある者、②染色体数的異常の児を妊娠した経験がある者、③高齢妊娠の者などを挙げている[3]。

⑦　日本産科婦人科学会は、非認定施設が増えているのは、「現在の施設要件が厳しすぎる懸念がある……より多くの妊婦のニーズに応えられる体制を構築すべき」とし、従来の基幹施設の他に、連携施設を新設するという新指針を出した[4]。

⑧　厚生労働省や日本医学会の基本的な考え方は、胎児の情報を正確に把握し、妊婦とパートナーの自己決定を支援すること、その際には、十分な説明と遺伝カウンセリングを受けることとなどとされている。検査実施にあたっては小児科医、看護職、遺伝カウンセラー、社会福祉職などの他職種連携により行うものとされている。

⑨　2013年4月〜2020年3月の間にNIPT検査を受けた人の数は86,813人、そのうち陽性だった人が1,556人、このうち確定診断を受けた人が1,318人、その結果、染色体に変化があったのが1,199人。このうち中絶実施が1,083人、そのまま妊娠を継続した人は57人。一方、陽性と出ても確定診断を受けなかった人は238人、そのうち妊娠を継続した人は16人となっている（NIPTコンソーシアムHP）。

1) 松永真純, 2001,「兵庫県『不幸な子どもの生まれない運動』と障害者の生」『大阪人権博物館紀要』(5)：109-127.
2) 朝日新聞「堕胎罪撤廃こそが必要だ」1996年2月2日.
3) 日本産科婦人科学会, 2013,『母体血を用いた新しい出生前遺伝学検査に関する指針』
4) 日本産科婦人科学会, 2019,『母体血を用いた新しい出生前遺伝学検査に関する指針』

> **参考** 不妊治療および人工妊娠中絶に関する法的位置づけとその歴史

国民優生法（1940〜1948年）

　国民優生法は、ナチスの優生政策を取り入れた優生学に基づいた法。「悪質なる遺伝性疾患や素質を持つ者の増加を防ぐために、遺伝性疾患患者に対して優生手術（不妊手術）や中絶」を促す一方で、健全な素質を持つ者に対しては不妊手術や中絶を厳しく制限した。優生思想とともに、戦時下での健兵・健民政策は強化され、国の役に立つ健全な子どもの出生増強に力が入れられた。

優生保護法（1948〜1966年）

　国民優生法が基になっており、「不良な子孫の出生を防止する」ことを目的としたもの。優生手術を本人の同意なしでできる条項は残し、戦後の人口増加を食い止めるために「経済条項」が追加され、経済的理由のもとで中絶が認められるようになった。さらに優生手術の対象を「らい病」や「遺伝性以外の精神病、精神薄弱」に拡大し、強制不妊手術が行われた。中絶するには、医師の認定や配偶者の同意が必要であった。優生保護法は、国家の人口政策・優生政策の中に位置づけられ、女性の産む・産まないという権利は認められず、また、経済成長の妨げになる障害児は出生前に抹殺しようという優生思想が続いていた。

母体保護法（1996年〜）

　母体保護法では、優生保護法にある優生思想に基づく条文が削除された。精神障害者や遺伝性疾患を持つ者に対して、本人の同意なしの優生手術や人工妊娠中絶を強制できる条項も削除された。しかし、配偶者の同意はそのまま残され、堕胎罪が存在する中で、人工妊娠中絶が行われているのが現状である。

✱✱✱ Discussion ✱✱✱

Q1 出生前診断の確率的診断法で、赤ちゃんに障害があるかもしれないといわれました。あなたはさらに羊水診断などの確定診断を受けますか。また、それは何のためですか。

Q2 満14週（4ヶ月）に入ったお腹の赤ちゃんに奇形や障害があることがわかりました。赤ちゃんは内臓器官もほぼ完成し、エコーでは手足を動かしているのが見えます。あなたは赤ちゃんを産みますか。それとも中絶しますか。

Q3 誰のため、何のために、出生前診断・受精卵診断はあると思いますか。

Q4 もし自分が、あるいは相手が妊娠したら、「どんな子でもいい、私たちの赤ちゃんだから」と思えますか。

Q5 あなたには難治性疾患に罹っている子どもがいます。治療には骨髄移植しかありません。骨髄移植を成功させるための確実な方法は、体外受精卵に遺伝学的検査を施し組織適合性の高いものを選んで次子（ドナー・ベビー）を妊娠・出産することです。あなたは、治療目的で、移植用ドナーとして子どもを出産しますか。

11章 「こうのとりのゆりかご」と養子縁組

　2007年5月10日、熊本市にある慈恵病院(注1)が、諸事情で子どもを育てることができない親のために、匿名で預けられる施設を設置しました。これが「こうのとりのゆりかご(以下、「ゆりかご」)」です。設置計画当時から、「中絶や新生児殺しの防止になる」という賛成意見や、「育児放棄を助長する」という反対意見など賛否両論がありました。

　ここでは、「ゆりかご」が必要であるとされた社会的背景を考えながら、「予期せぬ妊娠」や「生まれてくるいのち」に対して、私たち社会がどのように受け取り支えるべきかを考えてみましょう。

1.「こうのとりのゆりかご」設置

　熊本市の慈恵病院は、2002年から、赤ちゃんの養育が困難な妊婦に対して「赤ちゃんのための電話相談」(現SOS赤ちゃんとお母さんの相談窓口)を実施しています。また、助産師が小中学校に出向き性教育の授業を担うなど、いのちを守る取り組みを行ってきました。しかし、子どもの遺棄や虐待に関する事件の報道は絶えませんでした。

　そこで慈恵病院は、遺棄される赤ちゃんの保護や人工妊娠中絶を回避する目的で、ドイツの例(☞補足資料1)を参考に、病院施設内での「ゆりかご」設置を計画し、2007年から運用を開始しました(☞補足資料2)。病院は、赤ちゃんを預かるのが目的ではなく、相談するきっかけになるのが狙いだとし24時間対応の「SOS赤ちゃんとおかあさんの相談窓口」を引き続き設置しました。

2. 預けられた赤ちゃんの行方

　慈恵病院の敷地内に、子どもを受け入れる扉があり、中に一定の温度に保たれた保育器が設置されています。赤ちゃんの重みでセンサーが作動し、病院内の新生児室のモニター画面に知らされます。窓口の扉は安全のため自動的にロックされます。外壁にインターホンが設置され、「赤ちゃんの幸せのために、扉を開ける前にチャイムを鳴らしてご相談ください」「秘密は守ります」という掲示があります。

　病院は「ゆりかご」に入れられた子どもの健康状態を確認後、児童福祉法に基づいて、熊本県警察署と熊本市児童相談所に連絡します(☞補足資料3)。赤ちゃんの身元がわからない場合は、戸籍法上「棄児」となりますので、2週間以内に熊本市に申出され、戸籍が作成されます(図1)。

注1　慈恵病院：1898年、ハンセン病患者救済のためにジョン・マリー・コール神父が5人の修道女と開設した慈善診療所が前身。1978年からカトリック系の医療法人聖粒会が運営。

図1 ゆりかごに預けられた赤ちゃんの行方

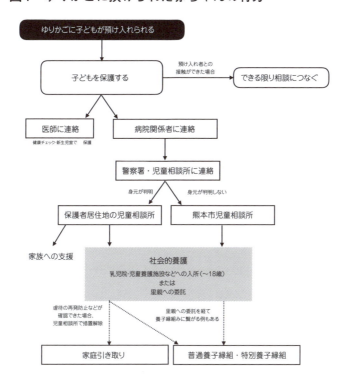

　その後、赤ちゃんは県内の**乳児院**（注2）に預けられ、2歳前後まで過ごした後、**児童養護施設**へ措置変更となり18歳まで過ごします。施設における養育だけでなく、場合によって**特別養子縁組制度**（☞6節）や**里親制度**（☞7節）の利用も検討されます。

3.「ゆりかご」の14年間

　2007年、熊本市要保護児童対策地域協議会において、医師や有識者による「**こうのとりのゆりかご専門部会**（以下、専門部会）」が設置されました。「ゆりかご」の安全性と適正な運用を3年ごとに検証し、その利用事例や相談事例を分析しています。そして「ゆりかご」をめぐる社会的な課題や児童福祉の課題、制度上の問題などを明らかにし、国や医療機関への提言や要望として取りまとめています。

　専門部会の第5期検証報告書（2017年4月1日～2020年3月31日、以下「報告書」）を参考に、ゆりかごが設置されてから2020年までの子どもの養育状況などと比較し概略を見ていきます[1]。

3-1　預け入れ件数

　第5期の預け入れ件数は25人で、第1期から見ると減少傾向にあります。開設から14年間では155件になります（表1）。第5期の年齢区分は、新生児（生後1ヶ月未満）は21件（84％）、この

注2　乳児院：乳児を養育する児童福祉施設。原則として1歳未満を対象とするが、必要がある場合は、小学校入学以前までの幼児も養育することができる。

うち早期新生児（生後7日未満）は18件（72％）、乳児（生後1ヶ月から生後1年未満）は4件（16％）、幼児は0件です。14年間のいずれの期間も新生児が高い割合を占めています（表2）。障害のある子どもの事例は全体で17人で、ほぼ毎年一定の割合（3〜5人）で存在します。

3-2　出産場所

出産場所における自宅出産（孤立出産）の割合は、第1期16件（31.4％）、第二期9件（30.0％）、第3期12件（60.0％）、第4期25件（86.2％）、第5期19件（76.0％）と、近年高い割合を占めています。全期間を通しても77件（49.7％）と高く、その次に医療機関54件（34.8％）となっています。そのほとんどが経済的な理由による未受診でした。家族にも相談できずに独りで出産し「ゆりかご」に預けているのが現状です。

3-3　預け入れに来た者

複数回答であるが、第5期では母親が預け入れに来た事例が19件（76.0％）、父親と一緒が2件、友人と一緒が3件ありました。14年間を通しても母親112件（72.3％）、父親29件（18.7％）、不明29（18.7％）で、やはり母親が高い割合で預け入れに来ています。

3-4　身元の判明

親の身元が判明した事例は、第1期40件（78.4％）、第2期26件（86.7％）、第3期12件（60.0％）、第4期21件（72.4％）と推移し、第5期は9件（80.0％）で、第3期から見るとその割合が上がっています。14年間を通しては124件（80.0％）が判明しています。これは慈恵病院側が、預け入れに来た者と極力接触するように心がけ面談や相談に力を入れていること、またその後の社会調査や児童相談所間の連携による結果とされています。

身元不明は31件（20.0％）で、預け入れの際に接触できなかったことが大きな要因と考えられています。病院側は、「匿名での預かり」とはいえ、子どもの「出自を知る権利」のためにできるだけ接触しようと試みていますが、身元を明かしたくない預け入れ者がいる以上難しい問題となっています。ただ、預け入れの際に遺留物があった件数が14年間で150件、内訳は重複するものの着衣以外のオムツ・バスタオルなど99件（63.9％）、父母からの手紙51件（32.9％）となっており、身元判明の手がかりになっています。第5期は25件中24件に遺留物がありました。

3-5　養育状況

身元が判明した場合、親の居住地の児童相談所にケース移管されますが、14年間の124件のうち、養育状況で最も多いのが、特別養子縁組が成立した50件です。そのほか、家庭に引き取られた者が27件、里親17件、乳児院など施設で養育されている者が26件となっています。養育委託先は施設件数が減少し、里親と特別養子縁組が徐々に増加しています。同様に身元不明（31件）の場合も、同じ傾向が見られます。これは、2016年に児童福祉法の改正があり、「家庭養育優先」の理念が明記された影響もあります（☞6-2節）。

3-6　預けた理由

預けた理由は複数回答ですが、14年間を通して「不明」を除けば、「生活困窮」が最多です。第5期は最も多く36％となっています。次に「未婚」「世間体が悪い」「戸籍に入れられない」「パートナーの問題」「不倫」と続きます。「養育拒否」「育児不安・負担」も一定の割合を占めています。

第5期は「その他」の占める割合が増加していましたが、その理由として実母の疾患や地元行政機関との関係不良が挙げられています。

3-7 相談窓口への相談件数

「SOS赤ちゃんとおかあさんの相談窓口」への相談件数は、設置当初は年間約500件だったのが、第5期の3年間で20,064件寄せられ、増加が続いています。相談内容は、妊娠・避妊に関する相談が最も多く（64.0%）、ついで、思いがけない妊娠（15.0%）・中絶（5.0%）が挙げられています。こうした相談窓口は慈恵病院だけではなく、熊本県と市の公的機関も実践しています。慈恵病院の元看護部長の田尻由貴子氏は、相談窓口を設けることで「悩んでいる人が何千人と浮上した」ことに「ゆりかご」が一定の役割を果たしていると分析しています[2]。

表1 預け入れ件数（第1期〜第5期）

	第1期 2007/5/10〜 2009/9/30	第2期 2007/10/1〜 2011/9/30	第3期 2011/10/1〜 2014/3/31	第4期 2014/4/1〜 2017/3/31	第5期 2017/4/1〜 2020/3/31	合計
預け入れ件数	51	30	20	29	25	155
月平均預け入れ件数	1.76	1.25	0.17	0.81	0.69	1.04

（熊本市，2021，「こうのとりのゆりかご」第5期検証報告書を参考に筆者作成）

表2 年齢区分（第1期〜第5期）

		第1期 2007/9/31〜 2010/3/31	第2期 2007/10/1〜 2011/9/30	第3期 2011/10/1〜 2014/3/31	第4期 2014/4/1〜 2017/3/31	第5期 2017/4/1〜 2020/3/31	合計
新生児	生後1ヵ月未満	43 (84.3%)	21 (70.0%)	19 (95.0%)	24 (82.8%)	21 (84.0%)	128 (82.6%)
	生後7日未満	23 (45.1%)	17 (56.7%)	10 (50.0%)	19 (65.5%)	18 (72.0%)	87 (56.1%)
乳児		6 (11.8%)	5 (16.7%)	1 (5.0%)	3 (10.3%)	4 (16.0%)	19 (12.3%)
幼児		2 (3.9%)	4 (13.3%)	0 (0.0%)	2 (6.9%)	0 (0.0%)	8 (5.2%)
合計		51 (100%)	30 (100%)	20 (100%)	29 (100%)	25 (100%)	155 (100%)

（熊本市，2021，「こうのとりのゆりかご」第5期検証報告書を参考に筆者作成）

4．「ゆりかご」を生み出した社会的背景

「ゆりかご」の14年間の統計から、赤ちゃんを「ゆりかご」に預けざるを得なかった社会的背景と、このシステムが親たちにとってどのような位置づけにあるかを考えてみましょう。

4-1 妊娠・出産・子育ての支援体制

慈恵病院の相談窓口や「ゆりかご」の体制が親子のいのちを繋いできた成果をみると、この取り組みの重要性がわかります。相談件数が年々増加しているということは、妊娠・出産を、家族にも公的機関にも相談できず一人で悩んでいる女性が全国にたくさんいるということです。これは、頼

る当てのない母子への受け皿が、社会に整備されていないことを明らかにしています。

預けた理由に「生活困窮」が多いですが、若年妊娠や婚外妊娠、苛酷な事例では性犯罪など様々な事情で経済的基盤や生活環境を得られない妊産婦への適切な支援がないことが背景にあると指摘されています3)。妊娠・育児に緊急対応できる相談窓口の充実や、養子縁組やシングルマザー支援に関する周知・啓発、カウンセリングを受ける機会など、地域において切れ目のない公的支援体制の充実は重要です。

4-2 戸籍の問題・パートナーの自覚の問題

預ける理由に挙げられている「未婚」「世間体が悪い」「戸籍に入れられない」は、予期せぬ妊娠をした場合の女性が社会的な制度に追い詰められている状況だともいえます。女性の戸籍には、子どもの出生・縁組に関する記載がされます。これによって、養子となった子どもの出自を知る権利は保障されますが、子どもを出産した女性のプライバシーは、十分に守られていないともいえます。このため妊婦健診を受けない女性や出産しても届出を行わない女性もいます。

一方で、子どもの父親の戸籍には何も記録が残りません。しかし、妊娠に関する責任は男性にもあります。第4期検証報告書は「父親（男性）の側が妊娠・出産に対して当事者としての自覚を持ち得ていない。社会に訴え、教育・啓発していく必要がある」と指摘しています。吉田一史美は、「法的婚姻を重視する風潮が根強く、未婚で妊娠した女性への支援や婚外子の処遇をめぐって多くの課題を抱えている」とし、婚姻制度重視の社会を問題視しています4)（☞補足資料4）。

4-3 養育拒否と虐待

「養育拒否」は、虐待の問題にもつながります。厚生労働省の調査によると、虐待相談件数は2007年には37,343件あったものが、2022年には219,170件と増え続けています5)。また、0歳未満で殺される赤ちゃんは約48％で、その加害者の9割は母親という実態があります（☞補足資料5)6)。

産んだ子どもを育てられない、あるいは育てたくないという意識が親にあると「ゆりかご」の存在は親の無責任さを助長するかもしれませんが、虐待の現状を考えると、子どもにとって「ゆりかご」は救いの場となります。もし親が養育に苦悩しているならば、事態が生じる前に親や子どものいのちを救える方法を考える必要があります。

5. 匿名のシステムと子どもの出自を知る権利

「ゆりかご」が匿名のシステムであることに関しては、出自を知る権利(注3)の観点から賛否両論です。慈恵病院は「ゆりかご」開設以来、匿名であればこそ他に相談もできなかった親が預けられるとし「子どもの出自を知ることよりもまず母子のいのちを守ることの方が大切」と主張してきました7)。レイプや不倫など、社会的に許されない事情の場合は、匿名システムが母子のプライバシーを守ることになります。これに対して専門部会は、第4期検証報告書において、「匿名で預かることは子どもが出自を知る権利を損なうことにつながりかねず、仕組みに限界がある」と指摘しました8)。匿名によって親権が放棄され、身元不明となった子どもたちは、「自分は一体何者なのか」という葛藤に苛まれているかもしれないという観点からです。

しかし、「匿名か出自を知る権利か」という二者択一の問題だけではなく、どちらも同レベルの

注3 「子どもの権利条約（1989年国連総会第7条）」：子はその父母を知りかつその父母によって養育される権利を有する。

権利とするならば、無事に母子を保護すると同時に、行き場を失って孤立化している妊婦にどれだけ寄り添えるかという制度整備が必要で、そのプロセスの中から、出自の問題も紐解いていく必要があります。その一つが**内密出産**です。

5-1 内密出産

内密出産とは、予期しない妊娠に悩む女性が匿名で出産でき、なおかつ親を知る手がかりが残される仕組みです。フランスでは18世紀から公的に認められており、2002年は子どもの「出自を知る権利」に関わる法制度も成立しています。ドイツでは2014年に妊産婦支援の制度として法整備されました（☞補足資料6）。ドイツを視察した慈恵病院は、2017年に内密出産の受け入れを検討し熊本市とも意見交換した末、2021年12月に母子保護のために、慈恵病院で決めた独自のルールに従って内密出産を実施しました。女性の身元情報を病院の一部の人間のみが管理し費用も病院が負担しています。2023年までの2年間で21人が内密出産を利用しています。ただし、子どもが大きくなった時に実親の情報を知ることができますが、その保障は法整備がないため確実な指針は出せないままです。

日本では現在、慈恵病院しか実践していません。慈恵病院の蓮田健院長は、ドイツやフランスのように、公的機関が法律に定めたルールに則って進められるように国の制度化を要望しています。

生まれたすべての子どもたちが、「自分を愛していたから産んでくれた」「だから今愛されて育っているのだ」と思えるような社会であることが重要です。これは真実告知につながります（☞補足資料7）。そのためにも、法的・倫理的・社会的に充実した支援体制を整備していく必要があります。周囲の理解や社会体制によって、匿名システムと出自を知る権利は矛盾しなくなるかもしれません。

6. 特別養子縁組制度

6-1 特別養子縁組制度の特徴

子どもを育てる選択の1つに「**養子縁組**」があります。日本の養子縁組制度には、明治民法以来の**普通養子制度**（☞補足資料8）と1987年に制定された**特別養子縁組制度**（☞補足資料9）があります。前者は、「家」の跡取り縁組などにも利用されますが、後者の特別養子縁組制度は、何らかの事情で実親が養育できない場合に、子どもを家庭に迎え入れ養育する制度で、子どもの福祉を図るという目的で創設されました。

特別養子縁組制度の特徴は、実親子の法的関係が終了し、戸籍の記載は養親の実子と同様の扱いになり、養親と子の離縁は認められません。原則として、15歳未満の子どもが対象となり、近年では、不妊治療を経験した夫婦が特別養子制度を利用するケースが増えています。

6-2 児童福祉法の改正

特別養子縁組制度には実父母の同意が必要ですが、身元不明の場合、措置権者である児童相談所が「施設、里親、養子縁組」のいずれかを決定します。2016年に児童福祉法の改正があり、「家庭養育優先」の理念が明記されました。虐待などが考えられる場合は、「家庭環境」に近い養子縁組・里親制度への委託が推進されています。これを背景に特別養子縁組の増加が図られています（☞補足資料10）。また、前述の吉田は「ゆりかご」の設置を契機に、「新生児・乳児を対象にした養子縁組への社会的関心が高まっている」と言及しています[9]。

2022年現在、全国610ヶ所の児童養護施設で生活している子どもたちは23,008人いますが、2011

年から若干ですが減少傾向にあります。その要因として、2010〜2022年の12年間で「里親」「ファミリーホーム」など家庭的擁護が2倍に増えていることが挙げられます[10]。その理由として虐待やネグレクトの割合が増加しているため、子どもたちにとって家庭的擁護が必要であると考えられています。

6-3 特別養子縁組あっせん法

養子を迎えるためには、児童相談所から里親として委託される場合と、民間の仲介機関から委託される場合があります。養親になるための研修や里親登録は各自治体や民間団体によってその内容は様々です[注4]。2016年に「特別養子縁組あっせん法」が成立し、民間の仲介機関は、これまでの第二種社会福祉事業の届出制度から許可制度となり、あっせん業務の適正な運営を確保するよう規制が設けられました。

「ゆりかご」の場合、預けられた子どもとの特別養子縁組の希望が、2011年に800件以上寄せられたため、慈恵病院は2012年、希望者を登録する法人設立の方針を明らかにしました。2013年から、民間の養子縁組支援機関「命をつなぐゆりかご」と連携し、特別養子縁組の支援をおこなっています。2018年に「養子縁組あっせん事業許可」を受けたことに伴い、以降、ほとんどの事例を「慈恵病院新生児相談室（民間あっせん事業所）」が担っています。

7. 里親制度

親が育てられない子どもを、家庭で養護する制度の一つに里親制度があります。児童福祉法によると、「保護者のない児童または保護者に監護させることが不適当であると認められる児童の養育を、都道府県が里親に委託する制度」となっています。社会的養護を必要とする子どもを、自分の家庭に迎え入れて養育する人を里親といいます（☞補足資料11）。

厚生労働省による里親制度の概要には、「温かい愛情と正しい理解をもった家庭環境の下での養育を提供する制度」となっています。児童相談所が里親の認定申請の窓口になり、里親たちは里親制度に関する研修をうけた後、児童福祉審議会の認定により里親登録されます（児童福祉法第6条）。里子の年齢は0〜18歳までで、養子縁組を行う場合を除き、あくまでも一時的な預かりであり法的な親子関係は発生しません。

注4 2017年に行われた「特別養子縁組制度の利用促進のあり方について」の検討会では、養親への研修や支援を充実させる必要性が報告されている。

補足資料

① ドイツでは、2000年4月にハンブルクの保育所に初めて "Baby klappe" とよばれる「赤ちゃんポスト」が設けられた。ベルリンなど各都市で、NPO、キリスト教団体、病院などにより80ヵ所つくられている（2005年時点）。なお「ゆりかご」のような施設は、12世紀にイタリアの養育施設でつくられたのが始まりとされている。日本では1986年から5年間、群馬県大胡町（現前橋市堀越町）にある養護施設「鐘の鳴る丘少年の家」で「天使の宿」という施設が設置されたが、1992年施設内の新生児が凍死する事故が発生し閉鎖された。

② 熊本市は、親が新生児を「ゆりかご」に入れることが、児童福祉法の児童虐待あるいは刑法の保護責任者遺棄罪にあたらないかなど、厚生労働省に見解を求めながら検討した。厚生労働省は、「十分な配慮がなされてポストがつくられれば、今回は認めないという理由はない」という旨を2007年2月に回答した。

③ 「ゆりかご」の設立当初は、赤ちゃんは預けられた即日あるいは翌日には、乳児院への委託一時保護または入所措置がとられていた。2014年以降は、預けられた子供の健康・安全管理、精神的負担を考え、1～2週間は慈恵病院での委託一時保護が行われるようになった。

④ 戸籍制度：1人の戸主とその家族から構成される戸籍制度がある国は2016年現在、日本と台湾のみ。個人登録ではなく、国による姓への干渉あるいは家族単位での確認の重視など日本独特の考え方があるとされている。

⑤ 厚生労働省が虐待件数の統計を取り始めたのは1990年。

⑥ 内密出産：フランスでは1793年から公的に認められた制度で、1993年に根拠となる民法が成立している。費用は公的負担であり、女性の身元情報は公的機関が管理している。妊婦の保護対策が充実しており、多くの相談窓口を備え、心理士、助産師、看護師などが出産まで寄り添うシステムを持つ。子どもが18歳で成人すると、情報開示を求めることができ、母親の同意が得られた場合は、身元が特定できる情報を閲覧できる。

　ドイツでは、2014年に妊産婦支援の制度として施行された。妊娠を知られたくない女性が妊娠相談機関に実名を明かした上で、医療機関では匿名で出産する。出自証明書は公的機関が管理し、子どもは原則16歳になると、出自を知る権利を請求できるが、母親はそれに対して異議申し立てもできる。ドイツ連邦家庭省では、危機的状況にある妊婦に対して持続的な支援金制度や乳幼児を育てる両親への早期支援制度を整備・法制化している。

⑦　真実告知：養子に対して、養子である真実を告げること。テリング（telling）とも言う[1]。「私（里母）はあなたを生んでいないこと。生んでくれた人は事情があってあなたを育てることができないこと。私たちはあなたを育てることを心からのぞんでいること。あなたは私たちにとって大事な存在であること」を子どもに伝え、生い立ちをともに受けとめていくこと[2]。

⑧　普通養子制度：養親は成年あるいは婚姻している未成年で、養子の年齢は養親より年下であることが条件。養親は成年であれば単身者でもなれる。未成年養子の場合、親権が実親から養親に移るが、戸籍に養子であることが明記され、また養子と実親の法的な関係は残る。普通養子縁組は、毎年約1,000～1,500件である[3]。

⑨　特別養子縁組の条件：1）養親は法的に夫婦であり、原則として25歳以上の夫婦であること、2）実親の同意があること、3）半年以上の試験養育期間を経ること、4）家庭裁判所の審判によって成立することとなっている。仲介手続きは児童相談所などを通じて行われる。

⑩　特別養子制度利用者数は、2005～2012年は年間約300件前後であったが、2013～2015年は約500件前後に増加した[4]。

⑪　里親には、養子縁組を前提としない養育里親・専門里親と、養親となることを希望する養子縁組里親がある。このほか、子どもの扶養義務者の祖父母、きょうだいが養育する親族里親がある。里親手当養育費は、里親の種類によって異なるが、国と自治体から給付される。

1）市川昭午ら，1997，『子どもの人権大辞典』エムティ出版．
2）厚生労働省，「子どものルーツと実親との関係」
3）最高裁判所事務局，『司法統計年報：家事編』
4）厚生労働省，2017，「里親及び特別養子縁組の現状について」

✱✱✱ Discussion ✱✱✱

Q1 「こうのとりのゆりかご」の存在をあなたはどのように受け止めていますか。「ゆりかご」を必要とする社会的背景や、このような仕組みが社会・親子に与える影響などを考えてみましょう。

Q2 「こうのとりのゆりかご」のシステム以外で、赤ちゃんの「いのち」を護る方法としてどのようなことが考えられますか。

Q3 匿名制度と、子どもが出自を知る権利についてどのように考えますか。

Q4 あなたやパートナーが子どもを育てたくてもいろいろな理由で妊娠・出産できないと仮定します。特別養子縁組制度や養子縁組制度あるいは里親制度を利用しますか。

Q5 あなたが特別養子縁組をした子どもを育てた場合、子どもに真実告知をしますか？

12章
受精卵や胎児はいつから「ひと」になるのでしょうか

　出生前診断・受精卵診断・新型出生前診断などによって、障害のない・病気のない命が選別されています。これまで勉強してきたように、この選別の根底には人間の欲望と「優生思想」が横たわっていることは否めませんが、そもそも受精卵や胎児はいつから「ひと」になるのかという側面から考えてみることも重要です。どこかで選別するということはどこかで命を破棄するということですが、その破棄は、物の破棄なのか殺人なのか、ということです。

　同時に、いつから「ひと」になるのかという線引きは、もし整合性を持たせるならば、いつから「ひと」でなくなるのかという問いにもつながります。もちろん単純に同じところで線引きはできませんが、この対称性をどう考えるかは重要な課題です。

　この章では「ひと」はいつから「ひと」になるのか、「ひと」はいつから「ひと」でなくなるのかを考えていこうと思います。この対称性については、森岡正博の「人間の誕生と廃棄―生殖技術と倫理学」を参考にしています[1]。また、発生プロセス・死に至るプロセスの区分については、同氏の『人間の生命の始まりと生命倫理学』を参考にしています[2]。

1.「ひと」はいつから「ひと」になるのか

　まず、受精卵の発生プロセスを概観し、受精卵や胎児はいつから人になるのかという問いを検討していきましょう。医学的見地の定義はありません。医学や科学では判断できない問題です。

1-1　生命の発生プロセス
　受精卵から出産に至るまでの生命の発生を大きく6つの段階に分けて見ていきます。

❶受精卵から着床（受精～約6日目）
　卵子と精子が卵管の中で出会い、受精卵となります。受精卵は卵割を繰り返し、2細胞期→4細胞期→8細胞期→16細胞期→32細胞期→桑実胚となりゆっくり3日ほどかけ卵管から子宮へ向かいます。卵割を始めた受精卵を胚と言います。

　8細胞期はボールが8つくっついた形で、透明体を除去すればバラバラになり理論上8つのクローンができます。受精卵診断も8細胞期までに行われます。8細胞期以降になると、卵割を重ねるごとに細胞同士は密接になり、受精卵は一つの団子状態になります。この状態をコンパクションといい、胚1個全体が「私」一人を形成します。哲学的にはアイデンティーの確立という大きな意味を持ちます。その後、胚はさらに分割し桑実胚と呼ばれるようになり、各細胞の役割が確定していきます。

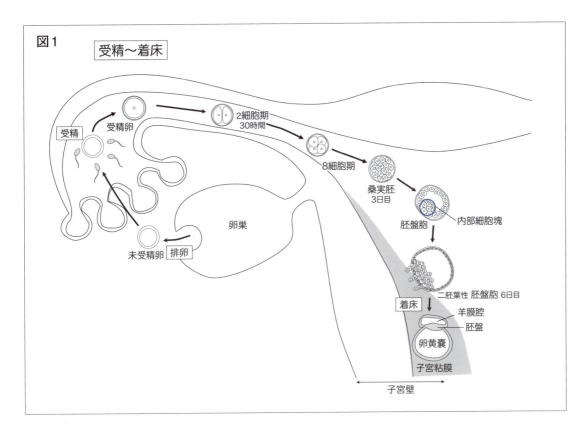

桑実胚はさらに細胞数を増やし、内部に液腔（胞胚腔）を生じるようになり**胚盤胞**（胞胚）となります。胚盤胞の中には赤ちゃんの本体となる**内部細胞塊**ができます[注1]。**受精後6日目**になると、胚盤胞は子宮内膜の内側に侵入します。これが**着床**です。着床すると母体側と協力して**胎盤**を形成します。一般的に妊娠とは、**着床から**胎児とその胎盤などが排出される**分娩**までの期間を指します（図1）。

❷三胚葉形成と胚葉の分化（受精後2～3週目）（②～⑥は図2参照）

内部細胞塊は分化し、羊膜腔と卵黄嚢という2箇所の腔所を形成します。羊膜腔を形成する細胞を**外胚葉**、卵黄嚢を形成する細胞を**内胚葉**といいます。外胚葉からは将来の皮膚・中枢神経系・感覚器、**内胚葉**からは消化器、呼吸器などができます。そして外胚葉・内胚葉に挟まれた部分を胚盤といい、ここから胚体が分化します。

受精後14日目になると、胚体の表面ほぼ中央に原始結節というくぼみと**原始線条**という長い溝ができて両側が盛り上がります。この長い溝から細胞が侵入し、**中胚葉**を形成します。中胚葉からは将来の骨・筋肉・循環器・生殖腺ができます。原始線条はその後、**脊索から神経管**を作りやがて**脊椎**へと変化していきます。**三胚葉（外胚葉・内胚葉・中胚葉）形成**とともに脊椎動物の仲間入りとなります。

国際幹細胞学会では、余剰胚の研究は受精後14日以内と規定していましたが（☞9章3-4節、補足資料4）、これは胚における臓器分化の時期以前という見解が要因の一つです[注2]。

注1　ES細胞は内部細胞塊の細胞を培養して作られる。
注2　2021年に国際幹細胞学会がヒト胚の14日を超える培養を容認するガイドラインを提示。

❸ 臓器形成（受精後3〜7週目）

　三胚葉から様々な臓器の原型が形成され始めます。約4週目に心臓が動き始め、5週目に四肢の原基が現れ、約6週目には顔の形成が始まります。人らしくなるのは約7週目以降です。7週目の終わりまでを胚子（胎芽）と呼びます。中枢神経系も働きはじめますが、脳はまだ機能していません。大きさ（6週）は約1cm・4gです。

❹ 脳の形成（受精後8〜12週目）

　受精後8週以降は胎児と呼びます。脳が形成され始めるのが約9週目です。外観も人の形になり、少しずつ身体運動（反射のような動き）も始まります。

　4週目から9週目にかけては、臓器形成・神経形成・形態形成など重要な時期であり、この時期に胎児（胎芽）に大きな負担がかかると、奇型や機能異常を起こすこともあり、催奇形性の臨界期と呼んでいます。大きさ（11週）は約4cm・30gです。

❺ 自発的な運動を開始（受精後12〜21週目）

　胎児は本格的な自発運動を繰り返します。体表刺激も感じていると言われており、指しゃぶりも見られるようになります。大きな音に反応し動きも活発になります。これが、母体が感じる胎動となります。髪の毛や爪も生えてきて人間らしくなってきます。

　しかし、母胎内に依存しないと生きていけない状態であり、母体保護法の人工妊娠中絶可能な期間が妊娠22週未満までとされているのも、この理由からです。この期間に何らかの要因で母体外に排出されると「流産」となります。大きさは15週は約16cm・100g、19週は約20cm・150gです。

❻ 妊娠22週目から出産（後期胎児）

　23週以降の胎児は、中枢神経の末端が視床下部を貫通し、新皮質にまで達すると言われています。五感の機能も獲得しているようです。母体外生育可能性を得ます。母体外生育可能性は、先端医療技術の進歩と関係があります（注3）。すなわち母体外でも生育可能な技術が存在するかどうかによります。将来、万能な人工子宮が発明されたときは、母体外生育可能な境界線は、妊娠初期へとシフトしていくことでしょう。妊娠22週以降37週未満の出産を「早産」と言います。大きさは23週は約25cm・350g、27週は約30cm・1,000g、30週は約40cm・1,800g、40週は約50cm・3,000gです。図2はこの①〜⑥のプロセスを示したものです。

1-2　母体側からの視点

　母体側からの視点をいくつか挙げてみましょう。

　妊娠週数の数え方は、WHOによれば最終月経の開始日を「妊娠0週0日」として数えるので、「妊娠0週1日から妊娠3週6日」が妊娠1ヶ月となります。妊娠4週から妊娠2ヶ月に入りますが、この時期に妊娠に気がついている人はほとんどいません。しかし、赤ちゃんはすでに心臓を作り始めています。

　妊娠3ヶ月（妊娠8週1日〜11週6日）になると、個人差がありますが、この頃にはすでに月経周期の遅れや身体や体調に変化が現れ、妊娠を自覚する人がほとんどです。赤ちゃんも脳などを作り始める大事な時期です。胎児の姿を超音波画像で見ることができます。

注3　人工妊娠中絶が可能な期間は、医療水準に基づいて、1976年以前は28週未満、それ以降は24週未満、1991年からは22週未満と改められた。

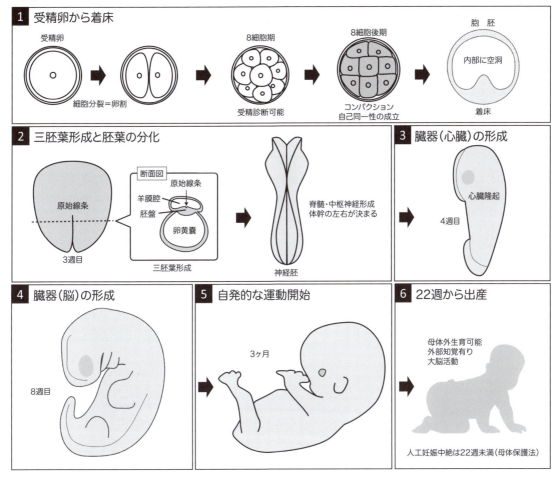

図2

4ヶ月（妊娠12週1日〜妊娠15週6日）になると、個人差がありますが胎動を感じ始めます。下腹部の膨らみも目立ってきます。身体的には安定期に入る人も多くいます。

妊娠36週1日〜妊娠41週6日までを正規産と言います。

2. 「ひと」はいつから「ひと」でなくなるのか

いつから「ひと」でなくなるのかという問いは、次章の「脳死・臓器移植」で問われる「脳死は人の死か」という課題にもつながります。もし脳機能の出現をもって「ひと」になるとすれば、整合性を持たせるならば脳機能の停止をもって「ひと」でなくなるとも考えられます。もちろん「ひと」になる時と「ひと」でなくなる時を別個で考えることも可能です。何をもって人の死とするかは、何をもって「ひと」になるのかと同じくらい答えがあるということも大事です。

2-1 生命の初期と終期の対称性

図3は、発生レベルに受精前の段階を追加した6つの区分に、終期のプロセスを対応させた図です。対応して考えることで、ひとは「いつから」という線引きに、整合性を持たす考え方もできます。

同時に倫理的課題も見えてくるかもしれません。

図3

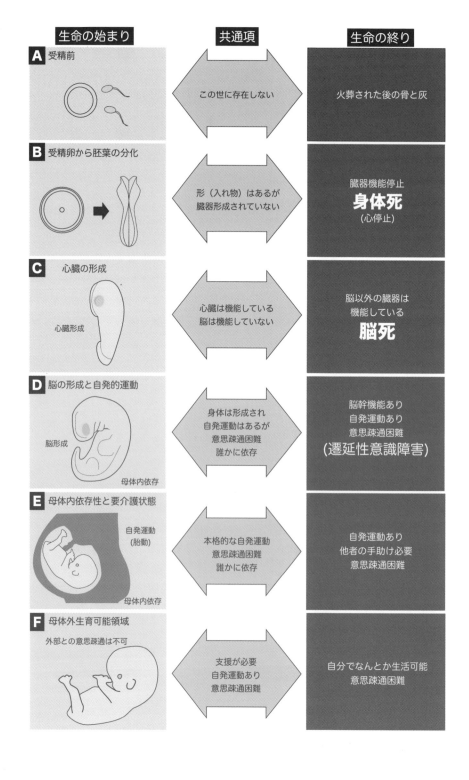

A．受精前の段階と火葬された後

妊娠前にパートナーとの子どもを授かりたいと思っているか否かによって精神的な違いが出てくるかもしれませんが、肉体的な意味での「ひと」は、この世に存在しないということになります。生命の終期の段階でこれに対応するのは死体が火葬されて灰と骨が少し残っている状態です。

B．受精卵から胚葉の分化と身体死

受精卵（胚）という実態があり、その中で卵割を始め細胞の役割を決めています。しかし、まだ臓器までは形成されていません。生命の終期の段階で対応するのは、肉体はそこに存在しますが、臓器の機能がすべて停止した**身体死**の状態です。

C．心臓の形成と脳死

約4週目に**心臓**が動き始め、その後様々な臓器の原型ができ始めますが、まだ脳は機能していません。生命の終期での対応は、脳の機能は停止しているが人工呼吸器などで身体の臓器は生きている状態にあたります。**脳死**の状態です。

D．脳の形成・自発的運動と意思疎通困難な状態

約9週目には脳が形成され機能し始めます。外観も人の形になり、少しずつ身体運動（反射のような動き）も始まります。生命の終期での対応は脳幹などの低次の機能はあるが外部との意思疎通は難しい状態です。遷延性意識障害などを含む重度の昏睡状態にあたります。

E．自発的な運動の開始と要介護

胎児は本格的な自発運動を繰り返し、母体も胎動を感じる時期です。しかし、**母体内**に依存しないと生きていけない状態です。生命の終期では、自発的に身体を動かすことはできますが、医療的・介護的に他者の手助けがないと生活できない状態にあたります。これは様々な疾患を持つ広範囲の人たちが対象となります。

F．母体外生育可能域と意思疎通困難な状態

赤ちゃんは、**母体外**生育可能域に入り、五感の機能も獲得し新皮質の活動も活発になります。しかし、知識や言葉は獲得していませんので、意思疎通はできない状態です。これに対応する生命の終期を決定するのは難しいですが、自分で何とか生活できるが意思疎通が難しい状態で、これも広範囲の人たちが対象となります。

このように対比させて考えることで、森岡は、以下のような視点が考えられると指摘しています[3]。

例えば、図3のCの段階で、もし社会が脳死を「人の死」と解釈した場合、胚芽も生きた人間ではないと見なされます。あるいは、図3のDの段階で、私たちは「遷延性意識障害」の人を死体とは認めていません。それを当てはめると、脳形成し自発運動をしている胎児も生きていると見なされ、人工妊娠中絶は人の抹殺となります。逆に、もし母体保護法にある22週未満の中絶が罪に問われないならば、「遷延性意識障害」の人も経済的理由で死なせても罪にはならないことになります。極論を言えば、受精卵から「ひと」だとした場合、すべての中絶は「殺人」となります。

✳︎✳︎✳︎ Discussion ✳︎✳︎✳︎

Q1 発生過程のどの時点で「ひと」になると思いますか。またその理由は何ですか。

Q2 「ひとの死」となるのは、どの時点でしょうか。またその理由はQ1で挙げた理由と同じですか。それとも別の視点を考えてみましたか。

13章 人の死──脳死と臓器移植

1. 心停止ともう1つの死

　人の死は、自発呼吸の停止とこれと前後して起こる心臓の停止によって訪れるものと考えられています。医師は、呼吸停止・心臓停止・瞳孔散大の三徴候(注1)から、患者の死を判定します。一方で、人工呼吸器の普及により、脳の機能が失われても、心臓は動き続けることができるようになりました。これが「脳死」の状態です。心停止になる前に作り出された「脳死」の状態をどのように捉えていくかが、新たな課題になってきました。

```
【人工呼吸器普及前】  生きている人 ───→ 心停止
                                    （人の死）

【人工呼吸器普及後】  生きている人 ─────→ 脳死 ───→ 心停止
                           人工呼吸器     （人の死？）   （人の死）
                            装着
```

1-1 「脳死」の状態

　「脳死」は、脳幹を含む脳全体の機能の不可逆的な停止（全脳死）(注2)と定義されています。事故や虐待などによる頭部損傷、窒息や脳梗塞による脳血管障害などによって「脳死」は起こり、ほどなく心停止に至ると予測される状態です。全死亡例の中で、脳死が占める割合は約1％といわれています(注3)。自発呼吸ができないので、人工呼吸器を装着し循環機能を保持します。そのため患者は体温があり、汗もかき排泄もしますが、1週間以内に心停止に陥るとされていました。しかし、中には30日以上生き続ける「長期脳死者」がいます（☞補足資料1）。子どもの長期脳死者の場合は、身長も髪の毛も伸び、音楽を聴かせると心拍数も上がる場合があります[1,2]。感染症を克服した例もあります。身体の全細胞が脳機能とは無関係に関連し、体内循環や体温を維持しているのです。また、ラザロ徴候が見られ（☞補足資料2）、身体を動かします。

　人工呼吸器が普及し始めた当初は、このような状態を「超昏睡または不可逆的昏睡」と呼び、個体の死とは認識されず治療が続けられていました。それが、「人の死」という意味で「脳死」と呼ばれるようになったのは、臓器移植と関連づけられ「脳死臓器移植」という概念が出てきてからで

注1　これらはそれぞれ肺、心臓、脳幹の不可逆的機能停止の確認を意味している。
注2　全脳死とは、大脳、小脳、脳幹のすべてが不可逆的に機能停止している状態。
注3　2023年現在、日本の死亡要因順位は、悪性新生物（腫瘍）24.3％、心疾患（高血圧性を除く）14.7％、老衰12.1％、脳血管疾患6.6％となっている（厚生労働省，令和5年（2023）人口動態統計月報年計）。

す。脳死の状態を「人の死」とすれば、心停止に至るまでに心臓を摘出しても、殺人罪に問われません。しかも、鼓動している状態での移植は、成功率も高くなります。しかし「臓器の死」と「人の死」の解釈は次元が異なり、共通の根拠を示すことは困難です。なぜなら「人の死」は社会的環境や他者との関係性にも関わってくるからです（☞11節）。

次節では「脳死」と結びつけられている臓器移植について見ていきます。

2．臓器移植

臓器移植とは、重い病気や事故により臓器の機能が低下した人に、第三者の臓器を移植して機能回復させる方法です。ドナー（臓器を提供する人）とレシピエント（臓器を提供される人）の両者を必要とする極めて特異的な医療です。一つの「死」のうえに成り立つ「生」であることは否めず、ドナーとレシピエントの家族は、生と死に真正面から向き合い、複雑な心境に陥ることもあります。

2-1　臓器移植の歴史

臓器移植は1902年にフランスで血管を縫い合わせる技術が開発されてから試みられるようになりました。

臓器移植を成功させるためには、新鮮な臓器と免疫抑制剤の進歩が不可欠です。しかし、免疫系のことがよく研究されるようになったのは1940年以降であり、薬によるコントロールが開始されるようになったのは1960年頃です。1956年に、ハーバード大学のジョゼフ・マレーのチームが一卵性双生児の間で生体腎移植をしたのが成功例といえるものでした。レシピエントは、8年後に亡くなりましたが、一卵性双生児の生体間ということで、臓器の新鮮さと拒絶反応の抑制がクリアできた例でした。しかし生体間の移植を除けば、心停止後の移植では臓器の鮮度も悪く、成功率は良くありませんでした。こうして、脳死という状態に注目が集まるようになりました。新鮮な臓器を得るために、脳死状態をどの時点で「死」とするのかが問題となり、脳死の判定基準にも関心が寄せられてきました[3]。

1966年、イギリスで移植医たちのシンポジウムが開催され、心停止していない段階で腎臓を取り出す条件が提案されました。移植臓器の新鮮さと死の判定の関係が密接に結びついた提案でした。

1968年にはハーバード大学で、それまで「不可逆的昏睡」の定義とされていた「ハーバード基準」[注4]が、そのまま「人の死」を意味する新たな脳死判定の基準となりました。この基準を提唱したヘンリー・ビッチャーは、どのレベルで死とするかは恣意的であり、脳以外の臓器が使えるというレベルを「死」の基準にするのがよいと述べています。

「死」の定義は科学的判定というより社会的な納得の問題であり、人間が任意に決められるという意味で恣意的としたのです。脳死を人の死とする科学的基準には無理があると指摘する学者も少なくありませんでした（☞補足資料3）。

1980年代、免疫抑制剤の質の向上に伴い、移植後の生存率も高くなり、臓器移植が治療と呼ばれる段階に入りました。次節では、臓器移植のために「死の判定基準」として作られた脳死判定について見ていきます。

注4　ハーバード基準：①外的刺激への無反応、②運動や呼吸の欠如、③無反射、④平坦脳波。

3. 脳死判定

脳死判定は、脳に重大なダメージを受け自力では呼吸できない状態のときに、脳の病態を診断するために行われる判定です。家族への説明や治療方針を決定するために行われる「一般の脳死判定」と臓器提供を承諾した場合に行われる「法的脳死判定」があります。

3-1 一般の脳死判定

一般の脳死判定は臓器提供とは関わらない判定であり、脳の機能が回復しない場合でも治療の対象となります。治療続行後あるいは治療撤退後で救命不可能な場合、心停死の時点で死となります。しかし施設によっては、「一般の脳死判定」で脳死の状態と判断された時点で、臓器提供の機会があることを家族に説明する場合があります。一般の脳死判定の手順や判定は、医師や施設によって異なり基準がありません（☞ p115、図1）。

3-2 法的脳死判定

法的脳死判定は、一般の脳死判定後に臓器提供を承諾した人のみが受ける判定とされています[4]。
まず、「脳死とされうる状態」であることを4つの検査項目（深昏睡・瞳孔固定・脳幹反射の消失・平坦脳波）で判断します（☞補足資料4）。次に、医師から家族に臓器提供の機会があることや臓器移植コーディネーターの説明を聞くことが可能であると告げられます（☞5-1節）。家族が臓器提供を承諾すれば、先の4つの検査項目に自発呼吸の消失確認のための無呼吸テストを追加し、6時間以上（生後12週〜6歳未満は24時間以上）経過した後に再判定が行われます。これが法的脳死判定です。判定基準を満たすと、その時点で死亡が宣告され臓器摘出となります。法的脳死判定は、ハーバード基準（☞2-1節）や竹内基準（☞4-1節）を参考にしています。

3-3 脳死判定の難しさ

脳死判定の一つである平坦脳波の測定は、脳細胞が活動していても頭蓋骨によって脳波が遮られ表面に伝わってこない場合もあり、全脳死と判断できないことがあります。脳波と意識の関係も、まだ解明されていない部分が多々あります。私たちの脳は非常に複雑です。

そのため、脳死判定は、脳死になりつつある状態と脳死となった状態の区別が科学的につきにくいという批判があります[5](注5)。自発呼吸の消失が前提条件であるはずの「脳死とされうる状態」の患者が、脳死判定が行われた後に意識が回復した事例があります。脳死判定を急ぐあまり、生きているのに「死」と判定されることはあってはならないことです。

脳死を「死」と判定する科学的根拠に、脳がすべての細胞・組織の中枢であるという「有機的統合性」が挙げられます（☞補足資料5）。しかし、前述したように「長期脳死者」は、脳が機能していなくても身体的な変化が見られ、体内環境の恒常性も維持しています。現在の脳死判定基準に有機的統合性を判定する項目はありません。脳機能の停止を医療判定条件のみで決定することは難しい状態とも言えます。

注5 立花隆は、竹内基準が報告された際に、脳機能の停止が解明されておらず、生きている人から臓器を取り出す可能性があると反対した。

4. 日本の臓器移植法

4-1　日本初の心臓移植と臓器移植法の成立過程

　1968年、札幌医科大学で行われた和田寿郎教授執刀による心臓移植が、日本で初めての臓器移植でした。しかし、ドナーの死亡状況が疑問視され、移植に対する医療不信が持たれました[6](注6)。以降、心臓移植は1999年になるまで公表された事実はありません。

　1980年代に入り、免疫抑制剤の開発とともに、欧米で脳死臓器移植が医療として定着してくると、日本でも脳死・臓器移植の立法化の動きが出てきました。1985年、厚生省（2001年より厚生労働省）に杏林大学竹内一夫教授（当時）を班長とした「脳死に関する研究班」が発足し、全脳死説に立つ脳死判定基準（竹内基準）(注7)が提示されました。

　1990年に首相の公的諮問機関として「臨時脳死および臓器移植調査会（脳死臨調）」が設置され、脳死・臓器移植の立法化に向け動き出しました。1992年に、脳死を一律に人の死とし、本人の書面による承諾によって臓器移植を認めるという答申が国会に出されました。その後、廃案や修正を重ね、1997年に日本で初めての「臓器の移植に関する法律」が成立しました。

4-2　臓器の移植に関する法律（1997年）

　臓器の移植に関する法律（以後、臓器移植法）には、脳死を「人の死」とする文面はなく、臓器提供の場合に限って脳死を法的に「人の死」と認める内容でした。移植要件は、「本人が臓器提供の意思があることを書面で表示しており、家族の承諾がある場合」に限られていました[7]。脳死を一般的に「人の死」とする判定は科学的には困難であり、社会的な合意として臓器移植法を成立させたのです。脳死を一部法的な死とすることも含め、提供者本人の意思を尊重した法律でした。また15歳未満の臓器提供は不可でした(注8)。

4-3　臓器の移植に関する法律の一部を改正する法律（2009年）

　厚生省は、1997年の臓器移植法成立後から3年後に見直しを予定していましたが、1999年にやっと移植の一例目が実施された状況でした。その後も臓器提供者は増えず実施例が少ない事態が続きました(注9)。臓器不足の原因は、ドナー本人の書面での承諾が必要であった点に集中し、2006年頃から、家族の同意があれば可能とするなどの改正案がいくつか国会に出されました。同時に、国内での提供臓器の数を増やすために、臓器移植に関わる技術料の新設や脳死判定に対する診療報酬を認め、移植にかかる保険適用の範囲も拡大されました(注10)。

　2009年に衆議院厚生労働委員会に法律案審査小委員会が設置され、いくつかの改正案の審議がなされましたが、短い期間で衆議院本会議に回され、同年「臓器の移植に関する法律の一部を改正する法律（以降、改正臓器移植法）」が成立しました。

　改正臓器移植法が1997年の法律と最も異なる点は、本人の意思表示が書面にない場合、家族の承諾だけで臓器摘出が認められたことです。すなわち、臓器提供の条件に本人の書面による意思表示が不可欠な前提ではなくなったことです。このことによって、15歳未満であっても家族の承諾があれば臓器提供は可能となりました。また脳死は人の死であると拡大解釈できるようになりまし

注6　和田医師は、1968年と1970年に殺人罪と業務上過失致死罪で告発されるが、不起訴処分となる。真相は解明されてはいない。
注7　竹内基準：判定項目は、①深昏睡、②自発呼吸の消失、③瞳孔散大・固定、④脳幹反射の消失、⑤平坦脳波の5条件が満たされた後、6時間経過後も変化なし。
注8　15歳という年齢は、民法第961条の遺言能力の規定による。
注9　1997〜2009年までの脳死からの臓器提供件数は約83件である（日本移植ネットワーク）。
注10　2023年現在、すべての臓器移植が保険適用である。

た（☞5-1節）。

5. 脳死・臓器移植がもたらす問題

2009年の改正臓器移植法に着目し、脳死・臓器移植がもたらす問題について考えていきましょう（表1）。

5-1 「脳死した者」の法的な位置づけ

改正臓器移植法法律第六条第二項に、「脳死した者の身体」とは、「脳幹を含む全脳の機能が不可逆的に停止するに至ったと判定された者の身体をいう」となっており、臓器提供の意思の有無に関わらず、脳死＝人の死と解釈可能となりました（☞補足資料6）。「脳死は人の死」とは法的に規定されていませんが、脳死判定は、そもそも臓器移植のための死の基準として作られています。一般

表1　改正された臓器移植法

	1997年臓器移植法	2009年改正臓器移植法
脳死の法的な位置づけ（「脳死した者の身体とは」第6条の2（すなわち、脳死は人の死かどうか）	<u>その身体から移植術に使用されるための臓器が摘出されることとなる者であって、</u>脳幹を含む全脳の機能が不可逆的に停止するに至ったと判定された者の身体をいう	脳幹を含む全脳の機能が不可逆的に停止するに至ったと判定された者の身体をいう（1997年の下線部削除）
臓器移植の要件	●本人の書面による意思表示があり、遺族がこれを拒否しない又は遺族がいないとき。本人の意思が不明である場合は提供不可	●本人の書面による意思表示があり遺族がこれを拒否しないとき又は遺族がいないとき ●本人の意思が不明の場合であって、遺族がこれを書面により承諾するとき
臓器移植に係る脳死判定の要件	●本人が、書面により臓器提の意思表示をし、かつ ●脳死判定に従う意思を書面により表示している場合であって、家族が脳死判定を拒否しないときまたは家族がいないとき	●本人が、書面により臓器移植の意思表示をし、かつ、 ●脳死判定の拒否の意思表示をしている場合以外で家族が脳死判定を拒まないときまたは家族がいないとき ●本人に臓器提供の意思が不明であり、かつ、 ●脳死判定の拒否の意思表示をしている場合以外で家族が脳死判定を行うことを書面により承諾するとき
15歳未満の取り扱い	提供不可	家族の同意があれば年齢制限はない（生後12週未満は除外）
親族への優先提供	提供不可	本人の書面による意思表示があれば提供可

の脳死判定後にすぐに「脳死とされうる状態」へと進むような事例が続けば、明確な境界もなく「脳死を人の死」とすることが社会的に受容されていきます。

実際、厚生労働省は2023年7月、脳死が強く疑われる患者の情報を、医療機関が厚生労働省や日本臓器移植ネットワーク（JOT）に報告する新制度を構築しました[8]。臓器移植法のガイドラインでは、脳死と診断された後、家族が臓器提供についてコーディネーターに話を聞くことを希望した場合にJOTに連絡することになっていますが、新制度は患者家族の同意に関係なくJOTに情報提供可能となっています。臓器提供を増やす施策のために、患者家族の意志に関係なく「脳死は人の死」の概念が定着していくのではないかと懸念する声もあります。

脳死を臓器移植と切り離して考えた場合、死につつある状態に対して、家族はできるだけ救命してほしいと思うだろうし、少しでも温かい身体に触れていたいと思うかもしれません。

5-2　家族承諾での臓器提供

本人の臓器提供可否の意思が書面で示されていない場合、家族の承諾があれば臓器提供が可能になりました（補足資料7）。家族の判断が極めて重要になりますが、毎日の生活の中で家族と本人の間で「脳死と臓器提供」の話を、どれほど正確な情報のもとで真剣になされているでしょうか。本人の意思を家族はどこで判断するのでしょうか。家族の範囲[注11]や、家族関係も十分に考慮すべき問題です。

また、たとえ家族であっても、本人以外の人間が決定権をもつことに対してやはり議論の余地があります。この決定権も、いずれ家族以外の人に移行する危険性があります。身寄りのない人たちは、「提供しない」という拒否の意思を文書でもっていないかぎり、第三者によって臓器提供者とされてしまいます。

5-3　15歳未満からの臓器提供

子どもの脳が可塑性に富んでいることは臨床でも認められており、子どもの脳死判定を行うことは、医療者間でも意見が分かれています。改正前は15歳未満は提供不可でしたので、臓器提供を考えずに、心停止に至るまで徹底的な治療ができるという利点がありました。長期脳死の子どもたちの存在もあります。最期まで看取れた家族には「納得」のいく死を迎えられることもあります。しかし改正後は、回復するかもしれないという思いのなか、臓器提供の決定を下すことになり、家族にとっては苦渋の決断となります。親が判断していいのかという問題もあります。また、提供される側の親は、他人の子どもの死を待つことになります。どちらの親にしても、辛い選択を強いられることになります。

5-4　親族への優先提供

親族の中でレシピエント登録をしている者がいる場合、自分の臓器をその親族に提供できるようになりました[注12]。しかし、親族の存在の有無によって、レシピエントは移植機会の公平性を欠くことになります。

注11　家族の範囲は、「原則として配偶者、子、父母、孫、祖父母および同居の親族」とされている（日本臓器移植ネットワーク「臓器の移植に関する法律の運用に関する指針」第3の1）。

注12　親族の範囲：臓器を優先的に提供する「親族」の範囲については限定的に解釈し、配偶者、子および父母とし、養子養父母については、民法上の特別養子縁組によるものに限るとされている（「親族への優先提供の意思表示等に関する事項」）。

5-5 虐待された子どもからの臓器提供の禁止

虐待した親の証拠隠滅を防ぐために、被虐待児からの臓器提供は禁止されています[9]。しかし、たとえば脳挫傷の原因が、虐待か事故かの判断は専門の医療者でも困難なようです。

海外では、虐待された子どもが臓器提供のドナー予備軍となっている例があります。親から殺されたうえに臓器をとられる被虐待児が、ドナーの中にいることも知ったうえで、海外渡航移植を考えてみる必要があります。

6. 救命治療と臓器保存

脳死状態になる前の救命治療は、最善の医療が尽くされることを私たちは期待します。しかし、救命治療と移植のための臓器保存の両立は難しいのが現実です。たとえば救命治療の場合、**脳低体温療法**に見られるように脳の体温を下げて脳細胞の破壊を抑える方法や、輸液量を少量に抑え利尿剤を投与し脱水状態にして脳浮腫を防ぐ方法がとられます（☞補足資料8）。しかしこの治療方法は、脳以外の臓器に負担をかけ、救命できなかった場合、臓器提供の対象にはなりません。

臓器提供の場合は新鮮な臓器が必要なため、輸液や抗利尿剤を投与し臓器保存処置を行います。医療者側にとっても、救命治療と臓器保存をどこで切り替えるかは難しい課題のようですが、救命医療は全国的にまだ未整備で地域や病院によって格差があります。さらに臓器提供の意思がある患者には、救命より臓器保存が優先される可能性も否定できません。

7. 臓器移植にかかる費用

ドナーとレシピエント、それぞれの負担について見ていきましょう。まず図1を参考に脳死判定と臓器摘出の流れを確認してみます。一般脳死判定→脳死とされうる状態→臓器提供の選択肢の提示→臓器提供の承諾・確認がある場合→法的脳死判定→死亡宣告→臓器摘出となっています。

7-1 ドナーにかかる医療費

法的脳死判定で死亡が宣告されるまでは患者のための医療処置がなされるため、ドナーは本人の健康保険を適用し医療費を支払います。しかし、家族や本人が臓器提供を承諾した時点で、実際には法的脳死判定以前から移植のための処置（移植適性検査や臓器保護のための輸液や人工呼吸器維持）が行われており、この費用がドナー負担なのかレシピエント負担なのかは曖昧なままです。

また、ドナーのための医療処置は2009年の改正で「**当分の間**」と記されています（☞補足資料9）。2024年現在は保険適用ですが、適用されなくなると長期の脳死患者や臓器移植を拒否し治療続行を選択する人たちに、高額の治療費の負担がかかります。やむを得ず命綱である人工呼吸器を切り、臓器提供を承諾するしかありません。もう少し呼吸器をつけていたら治療できたかもしれないというドナー側の家族の思いは考慮されなくなります。

7-2 レシピエントにかかる医療費

現在、すべての臓器移植が保険診療の対象となっています。自己負担を超えた分は高額療養制度が利用できます。臓器運搬費や医療チームの交通費、移植コーディネーターへの経費は自費です[注13]。

注13 臓器運搬費や医療チームの交通費は療養費払いの対象となる。移植コーディネート経費として10万円、移植登録料3万円、移植後の入院費（差額ベッド代など）などが要る（日本臓器移植ネットワーク，「臓器移植について」）。

生涯使用する免疫抑制剤など薬代もかかります。一般的に臓器移植費用は保険3割負担の場合500万円ほどです。

　生活保護や住民税非課税世帯は免除となりますが、低所得者の人が移植を受け治療を継続することは困難な状況です。また、ドナーの臓器摘出のための患者管理（人工呼吸器の装着・臓器保護のための輸液・適正検査費など）はレシピエント負担となっていますが前述したように、死亡宣告前から臓器摘出のための患者管理が行われている場合は、どちらの負担なのか曖昧なままです。

8. 生体臓器移植

　生体臓器移植とは、生きている人の間で臓器を提供・移植することをいいます。実は日本では、脳死臓器移植よりも生体臓器移植が圧倒的に多く、1956年にすでに生体腎移植が行われており、現在でも腎移植の7割は生体腎移植です。生体腎移植では2019年には1,800例を超え、1972～2022年までの累計は約4万件以上、生体肝移植は1989年の開始以来2022年末には累計1万件を超えています[10]。

　このように生体臓器移植依存率の高さは、日本の移植医療の大きな特徴です。原則的に「6等親以内の血族と3等親以内の姻族」に限定されています。かつては親子間が多かったのですが、近年は配偶者間の割合が増えています。

　しかし、健康な身体にメスをいれて臓器を取り出すことは、身体侵襲以外の何ものでもありません。ドナーの長期的予後や家族の関係性も含め倫理的な問題が残ります[11]。

9. 臓器不足の意味を考える

　ドナーの数よりもレシピエントの数が多い場合、臓器不足という問題が出てきます。2009年の改正後も慢性的な不足と言われています（☞補足資料7）。その理由の一つに、臓器移植が医療として定着し治療対象が拡大されていったことが挙げられます。肝臓がんや腎臓透析のような一般的な病気が移植の対象となり、その患者数が増えれば、提供される臓器は慢性的に不足という事態が続きます。

　また、「脳死」状態になる原因には、交通事故による頭部外傷、水難事故、脳疾患、児童虐待による頭部外傷などがあります。米国では銃を使った頭部自殺によるものも多いようです。このような原因が減少すれば、あるいは救命救急医療が整備されるほど脳死状態が減るということです。これは客観的に見ても、安全性が確保できていることだとも言えます。

　臓器不足を臓器提供対象者の幅を広げることで解消しようという動きもあります。欧米では、遷延性意識障害・無脳児・重度の精神障害者・重度認知症の高齢者などに対して、脳死＝人の死であるとし、臓器提供へと半ば強制的に導く「死の前倒し」の施策が行われようとしています。この意味においては、尊厳死や安楽死の問題と通じています。

　個々人の中で、「回復しないなら生きていても仕方がない」と思ってしまう（思わせてしまう）人たちが多くなると、早めに死へ導くベクトルが社会の中で大きくなっていきます。ベクトルの先にあるのが「安楽死・尊厳死」であるとも言えます。ベルギー・オランダ・カナダでは、精神障害者などの「安楽死後臓器提供」がすでに20年ほど前から行われています[12][注14]。この根底には、「内

注14　自己決定のもと安楽死した人の心停止を隣接した部屋で待って、臓器を摘出するということがすでに行われている。

なる優生思想」が横たわっているとも言えます。

10. 臓器移植以外の治療

　「臓器移植以外助からない」と言われて提供される臓器を待っているレシピエントにすれば、臓器不足は解消すべき課題です。「他人が脳死者になるのを待つ」というジレンマに真摯に向き合いつつ、移植に頼らざるを得ない辛さを抱えています。

　しかし、心臓移植が必要とされる拡張型心筋症の場合、その研究が進み「免疫吸着法」・「バチスタ手術」など臓器移植以外の治療法が実施され効果を上げています。iPS細胞による研究も進展しており、いずれは臓器移植に取って代わるかもしれません。

　移植と他の治療による生存率を比較することはできませんが、移植のみに医療経済や技術開発に優先順位が置かれると、このような他の技術による新しい治療法の研究も遅れることになります。

　医療は本来、ひとつの個体のなかで完結するものであったのが、「臓器を提供する者と提供される者」という需要と供給に似た経済概念として捉えられるがゆえに、患者同士の精神的負担をさらに重くしているのかもしれません。

11. 脳死は「人の死」かどうかについて考える

　「脳死した者」の法的な位置付け（☞5-1節）で見たように2009年の改正臓器移植法では、臓器移植に関わらず一般的に脳死は人の死と解釈できる曖昧さを残しています。しかも臓器提供に関して、本人の書面による意思表示が不可欠な条件でなくなり、家族（第三者）の承諾で可能とされるようになると、社会には「脳死は人の死」という概念が普及していきます。

　しかし重要なことは、脳死判定基準によって脳という臓器は死んでいると確定しても、それが「人の死」であるか否かは議論の余地があるということです。「人の死」をどう捉えるかは、医学的だけではなく、哲学的・倫理的・社会的な側面と、各個人の死生観などの観点から判断すべき非常に難しい問題です。

　脳や心臓を始め、あらゆる臓器が機能を失っていく過程で、死は訪れるものです。脳が機能を失ったからといってそれを「人の死」とする死の線引きには、慎重にならなくてはなりません。

　また、三人称の脳死と、二人称すなわち自分の大事な人の脳死とは捉え方も異なります。愛する人の死を認めるには時間がかかります。脳死状態は突然の事故によって起きた脳損傷によるものが多く、家族にとっては思ってもみない「死」との遭遇になります。臓器の摘出をすぐに促されても整理がつきません。例えば、レシピエントが移植後一週間しか生きられなくても、家族や本人にとっては重要な時間になるのと同じように、ドナー家族も、臓器摘出があと一週間延びていれば、その間、温かい身体と過ごせたかもしれません。

　中島みちは、脳死状態とは「生きているのか、死にかかっているのか、すでに死んでしまっているのか、どんなに見つめても見えない死」であると述べています[13]。すなわち、臓器移植の中で性急に語られがちな死の判定ですが、生体から死体へと移りゆく状態は見えるものではなく、人間が持つ死の重みを改めて問い直すべきだと指摘しているのです。

補足資料

① 長期脳死

　長期脳死とは、脳死と判断されてから一週間以上、心停止が起こらない状態で生き続ける状態のことである。小児脳死判定基準を満たした後でも長期脳死の子どもがいる。小児神経内科学者のアラン・シューモンの論文によると、最長で15年間、脳死状態の事例がある。身長も体重も増え、第二次性徴も見られた。脳死が「人の死」といえない一つの根拠とされている。

② ラザロ徴候

　脳死判定の前後に、脳死患者が胸の上で両手を合わせ祈るような仕草や、足を回転させるような運動を繰り返す状態をラザロ徴候という。脊髄反射・脳幹反射といわれているが、このような生理状態が続く脳死患者は、臓器を取り出すときに、脈拍や血圧が急上昇する場合があり、麻酔や筋肉弛緩剤の処置がされる。死体に麻酔を投与するという現実がある。

③ 脳死基準の指摘

　ロバート・トゥルオグ（ハーバード大学医師・倫理学者）は1997年に、「脳死を放棄する時ではないか」という論文を発表し、脳死は人の死ではないとしても本人の同意があり侵害性がなければ臓器摘出は正当化されるとした。ピーター・シンガー（倫理学者）も、脳死は人の死とすることには、科学的にも感覚的にも無理があるにもかかわらず、ドナーは死体であるというルールを作ってしまったことにこそ無理があるとした。そして、生きてはいるが回復しないようなので、使える臓器を摘出したと正直になるべきだと主張した[1]。

④ 脳死とされうる状態の診断

　器質的脳障害により深昏睡、および自発呼吸を消失した状態と認められ、かつ器質的脳障害の原疾患が確実に診断されていて、原疾患に対して行いうるすべての適切な治療を行なった場合でも回復の可能性がないと認められる者。かつ、①深昏睡、②瞳孔が固定し、瞳孔径が左右とも4mm以上であること、③脳幹反射の消失、④平坦脳波が確認された場合。無呼吸テストはなし[2]。

⑤ 有機的統合性・意識の有無

　「有機的統合性」や意識の有無という生理学の概念の基礎には、人間の体の全ての臓器や細胞は関連して動いており、その中枢は脳にあるという考え方がある。しかし、長期脳死者の存在もあり、脳とは関係なく37兆個の細胞は個々に活動している場合もあることは確認されている。また現在の脳死判定基準には有機的統合性の有無を判定する項目はない。脳波および意識の有無を確認できる科学的根拠を示す手段も今の科学技術にはない。

⑥ 脳死は人の死という拡大解釈

改正前は「脳死した者の身体」とは、【その身体から移植術に使用されるための臓器が摘出されることとなる者であって】と明記されていたが（表1）、改正後はその部分が削除された、脳死した者の定義が曖昧になった。

なお、厚生労働省通知（平成22年1月14日健発0114第1号：第35回厚生科学審議会疾病対策部会臓器移植委員会議事録、ガイドライン第7）では「臓器移植に関しての事項であって、脳死下での臓器移植に関わらない一般の脳死判定については従来通り」としている[3]。

⑦ 家族承諾での臓器移植件数

1997～2009年までの脳死からの臓器提供件数は約83件であった。改正後の2010～2023年8月現在までで898例となっている。そのうち、本人の意思による提供が194例、家族承諾による提供が704例となっている。しかし、心停止ドナー数は改正後減少しており、総数は年平均110例余りで、改正前とあまり変化は見られない[4]。

⑧ 脳低体温療法と法的適応

脳低体温療法は、1990年代に日本大学板橋病院（当時）の林成之医師らが始めた治療法。豊富な知識とデータ管理が必要な高度専門医療で、心肺停止の子どもが回復した例やくも膜下出血で脳にダメージを受けた患者が社会復帰した例もある。

1997年の臓器移植法では、「脳死判定については、脳低体温療法を含めあらゆる医療を施した後に行われるものとする」という付帯決議が可決された[5]。しかし、2009年の改正法では、「脳低体温療法の適応については、主治医が患者の病状等に応じて判断するべきものであり、当該治療法を行うことを脳死判定の実施の条件とはしていない」と改められた[6]。

⑨ 脳死の保険治療「臓器移植法附則抄第十一条」

改正後　附則第十一条　健康保険法（大正十一年法律第七十号）、国民健康保険法（昭和三十三年法律第百九十二号）その他政令で定める法律（以下「医療給付関係各法」という。）の規定に基づく医療（医療に要する費用の支給に係る当該医療を含む。以下同じ。）の給付（医療給付関係各法に基づく命令の規定に基づくものを含む。以下同じ。）に継続して、第六条第二項の脳死した者の身体への処置がされた場合には、当分の間、当該処置は当該医療給付関係各法の規定に基づく医療の給付としてされたものとみなす。

1) ピーター・シンガー，1997，樫則章訳，『生と死の倫理―伝統的倫理の崩壊』昭和堂
2) 厚生労働省通知（平成22年1月14日健発0114第1号：第35回厚生科学審議会疾病対策部会臓

器移植委員会議事録、ガイドライン第7）
3）厚生労働省，2015，「『脳死とされうる状態』の診断に係る今後の扱いについて（案）」第43回臓器移植委員会資料
4）日本臓器移植ネットワーク，2023，ニュースレター vol.27
5）厚生省健康医療局臓器移植法研究会，1999，『逐条解説　臓器移植法』p23-27，中央法規．
6）厚生労働省，「『臓器の移植に関する法律』の運用に関する指針（ガイドライン）」

図1　一般的な脳死判定

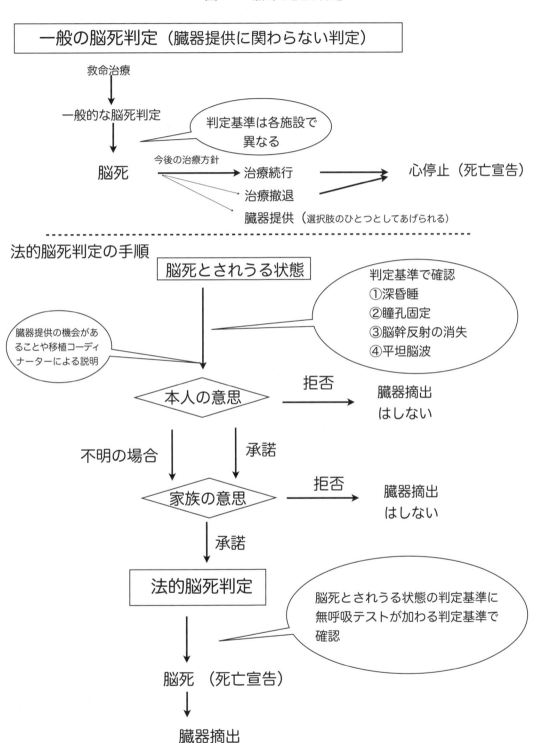

*** Discussion ***

Q1 あなたの大事な人（夫・妻・両親・兄弟姉妹）が「くも膜下出血で脳死状態」となりました。医師から「救命治療をしても助からないだろう。もし臓器提供をさせてもらえるなら、この段階で家族の承諾がほしい」と告げられました。本人に提供の意思があるかどうかは不明です。あなたは、臓器提供に同意しますか。それとも、助かるかどうかわからないが、最後まで救命してほしいですか。

Q2 Q1の場合で、本人は提供の意思があったとします。しかし、家族が拒否した場合は、臓器移植はできません。あなたは拒否して、残された時間を少しでも一緒に過ごしますか。それとも、本人の意思を尊重しますか。

Q3 あなたの幼い子ども（1歳）は、重い心臓疾患に罹っています。移植以外に助かる方法がないと医師から言われました。小さな心臓には小さな心臓しか移植できません。あなたは、どうしますか。

Q4 あなたの幼い子ども（1歳）が交通事故で脳死状態になってしまいました。人工呼吸器をつけているため、心拍はあり温かい身体です。このような状況下で、医師から臓器を提供できないかという打診がありました。臓器提供に同意しますか。

Q5 あなたが現時点で、ドナーカードに臓器提供の同意を意思表示しているとします。その理由は何ですか。また、このことを家族や親戚や親しい人に伝えていますか。

Q6 あなたは現時点で、ドナーカードに臓器提供に拒否の意思表示をしているとします。その理由は何ですか。また、このことを家族や親戚や親しい人に伝えていますか。

Q7 あなたは現時点で、ドナーカードに何も記載していないとします。その理由は何ですか。また、このことを家族や親戚や親しい人に伝えていますか。

14章 人の死——安楽死と尊厳死

「どんな死に方をしたいですか」と問われれば、ほとんどの人が、「苦しまず安楽に、そして人間らしく尊厳を持って死にたい」と答えるでしょう。

ここでいう、「安楽」とはどのような状態をさすのでしょうか。「尊厳」とは何をもって尊厳というのでしょうか。延命治療や臓器移植などの医療技術の進歩、そして経済効率を重視した社会を背景に、生・老・病・障・死の捉え方も変容してきました。

この章では、「安楽死」「尊厳死」に内包された問題について考えていきましょう。

1. 安楽死と尊厳死の概念

1-1 安楽死（euthanasia）という言葉が持つ意味

安楽死とは、死期が迫っている「末期患者」に医師が何らかの措置によって死に至らしめる行為とされていますが、明確な定義は確立されておらず、各国でもずいぶん異なります。しかし、誤解してはならないのは、死そのものに安楽があるのではないということです。死んだら楽になる（だろう）から何らかの処置をしてもらって死をもたらすという意味です。それほど生きている状態が苦しいので死を選択するということです[1]。

1-2 尊厳死（dignity of death）という言葉が持つ意味

尊厳死とは、助かる見込みのない「末期患者」の意思によって、延命治療を停止あるいは最初から治療をしないことによる死の選択です。これも定義はありません。何を持って尊厳と呼ぶかは人や立場によって異なります。安楽死と同様、死そのものに尊厳があるのではなく、「尊厳」が奪われている（と思う）状態で生きることに苦痛を感じるから、何らかの意図的な措置によって死をもたらす行為のことです。それほど尊厳がない（と思う）状態で生きているということです[2]。

「安楽死」も「尊厳死」も、共通するのは、**自己決定**によって医療の継続よりも死を選ぶという行為です。安楽でない生、あるいは尊厳の奪われた生を送るぐらいなら、安楽で尊厳に満ちているであろう死を選ぶということです。

1-3 自己決定に基づいて分類される「安楽死」の種類

「安楽死」の概念は大きく3つに分類されています[3]。しかしそれぞれに境界線を引くことは非常に困難です。

①**積極的安楽死**：医師が致死薬を投与するなど積極的な行為によって患者を死に至らしめる行為。
②**医師幇助自殺（PAS）**：自殺希望のある患者が、致死薬を自分で飲んで死に至ることができるよ

う医師が処方する行為。
③ **消極的安楽死**：生命を延ばすことが可能であるが、あえて延命処置を差し控え（あるいは治療行為の中止）ることで、結果的に死に至らせる行為。

①〜③とも、患者の意思決定があることが前提です。①や②については合法化されていない場合、それを行った医師は殺人罪や自殺幇助罪に問われることがあります。③は日本でいう「尊厳死」にあたりますが、現在、「終末期医療」の名目で治療の選択の一つとして存在し、法制化のない日本でも臨床現場ではすでに行われています。ただ、消極的安楽死を尊厳死と呼ぶ根拠はありません。

①や②が認められている国は近年増加していますが、各国で共通した定義もなく、条件や内容も異なります[注1]。アメリカ・オレゴン州の「尊厳死法（1994年成立）」は、一定の条件のもと、余命6ヶ月に満たない自殺希望の末期患者のために医師が毒薬を処方することを認めた法律です。医師幇助自殺に近いですが、本人の意思を尊重するという意味でオレゴン州では尊厳死になります。

2. 緩和ケア

緩和ケアとは、進行性のがんや重篤な疾患のある患者に対して、モルヒネなどの医療用麻薬で苦痛を軽減・緩和し、生活の質を保ち最期まで過ごせるようなアプローチです。

現在は苦痛を取り除く技術も飛躍的に良くなりました。人間は、「痛み」が取れるとものの考え方も随分違ってきます。「殺してくれ」という真意は、「痛みを取り除いてくれ」かもしれません。痛みのコントロールは重要です。

しかしその痛みの除去にも、医療の限界があります。意識レベルを下げて苦痛を感じないようにするセデーション（鎮静）は、終末期においては患者が昏睡のまま死に至ることがあります。これを「間接的安楽死」の一端としていた時期もあり、医療的な措置の一つとして事実上容認されています。その上で、現在は「間接的安楽死」と緩和ケアは区別されています。しかし、致死量を投与して短時間で死にいたらせる積極的安楽死との線引きは困難です[注2]。

3. ナチスの積極的安楽死政策—「慈悲による殺害」

安楽死を論ずるときに避けて通れないのが、第二次世界大戦時のナチス・ドイツにおける安楽死優生政策です。「T4作戦」という安楽死計画によって20万人以上ともいわれる心身障害者・精神障害者・難病者・高齢者がガス室で殺害されました。ナチスのヒトラーは優生政策の下、彼らを「劣等な」「生きるに値しない命」と見なし、かわいそうだから死なせてあげようという慈悲による殺害を実行しました（☞7章4節）。しかも、ヒトラーは安楽死法案の中に、今日でいう「自己決定権」という言葉を入れ、その上で、自己決定できない人にも決定権はあるから、他人や行政が代わって死なせることが可能だとしました[注3]。このように国家や権力者を守るために社会的弱者の「死」を安楽死という方法で実行し、その行為を「自己決定」という言葉で自己に全責任を押し付けたという負の歴史があります。

注1　2021年現在、積極的安楽死・医師幇助自殺（PAS）が認められているのはオランダ（2001）・ベルギー（2002）・ルクセンブルク（2008）・スペイン（2021）・コロンビア（1997）・カナダ（2016）・スイス（2021）など7カ国と、モンタナ州（2009）・ワシントン州（2008）・バーモント州（2013）・カリフォルニア州（2015）・オレゴン州（1997）など16ヶ所。（　）は法制化された年。

注2　2016年、カナダは、直接的安楽死と医師自殺幇助を一括りにしたMAID（medical assistance/aid in dying：死の医療的介助）を、緩和ケアの一端として位置付けている。

注3　安楽死法案は成立しなかったが、ヒトラーの統制権によって実行され何十万人という障害者たちが殺害された。

マイナスのイメージを持つ安楽死ですが、ある特定の人を「生きるに値しない命」と第三者が見なす「優生思想」（☞7章13節）は、現在でも私たちの心のどこかに潜在していることは否めません。2016年に起こった「相模原障害者殺傷事件」は、死刑囚となった犯人が「優生思想」を具現化した犯行であったと言えます（☞補足資料1）。

4. 日本における安楽死事件と安楽死が許容される条件

　日本で法廷に持ち込まれた「安楽死事件」の多くは、患者に懇願された家族や医療者が殺害に関与する積極的安楽死に該当します。このため日本の裁判所では、世界でも早い時期に積極的安楽死の違法性が阻却される要件を提示してきました。その発端が1962年に名古屋高裁が下した山内事件判決（注4）です。一定の要件が満たされれば安楽死も合法であるという見解が示されました。

　1991年に、日本で初めて医師が患者を安楽死させた東海大学医学部付属病院事件が起こりました（☞補足資料2）。この事件の横浜地裁判決（1995年）で、医師は執行猶予付きの有罪となりましたが、「積極的安楽死として許容されるための要件」が、山内事件の許容要件を踏襲し示されました。死期が迫った状態で耐え難い肉体的苦痛があり、本人の意思表示があることなどが条件として挙げられています（☞補足資料3）。

　同時に消極的安楽死については、本人の意思が存在しない場合は推定的意思でも可能とし、積極的安楽死と明確に区別し、その後の終末期医療のあり方に影響を及ぼしました（☞補足資料4）。

5. 「消極的安楽死」から「尊厳死」へ

5-1　終末期医療における「治療中止」のあり方

　1998年、川崎協同病院で担当医師が患者家族の意思表示のもと、昏睡状態の患者から気管内チューブを抜管したうえ筋弛緩剤を静注し殺害した事件が起こりました。2007年の東京高裁判決は、患者の状態から治療中止には当たらず、また家族が十分な情報を得ていないことから推定意思に基づくと言えないとし、医師に懲役1年3ヶ月、執行猶予3年を言い渡しました。

　その後、医師による延命治療の中止事件が続きましたが、医師の法的責任に終始し、社会の関心はあまり寄せられませんでした（☞補足資料5）。

5-2　消極的安楽死のガイドライン作成

　2006年、富山県射水市民病院で、医師が2000～2005年の間に7人の患者の人工呼吸器を取り外し「安楽死」させていたことが発覚しましたが、当該医師は富山地裁で不起訴処分になりました。家族による推定意思表示があり、人工呼吸器の取り外しは「治療行為の中止」で殺人にはあたらないとされたからです。医師も、自分の行為は「尊厳死」だと主張しました。この事件をきっかけに、治療停止と尊厳死の問題が社会に大きく浮上しました。同年、超党派の国会議員からなる「尊厳死法制化を考える議員連盟」が発足しました（☞6節）。

　2007年、厚生労働省は「終末期医療の決定プロセスに関するガイドライン」を作成しました[4]。医師の独断を回避するため医療チームで対処する必要性が強調され、また、患者の意思が確認できる場合を尊重しながらも、確認できない場合の対応手順も同時に示されました。

注4　山内事件：身体的な苦痛に耐えかねて死にたいという父親に、息子が殺虫剤入りの牛乳を飲ませた事件。自殺関与・嘱託殺人に該当するとして有罪となった。

2008年には、日本救急医学会が「救急医療における終末期医療のあり方に関する提言」を発表し[5]、救急医療の場における治療の停止を認める要件と具体的な方法を提示しました[注5]。この提言によれば、救命しようのない終末期と判断された場合、治療継続を家族が望まなければ、治療停止が認められることになります。

5-3 カレン・アン・クインラン裁判

日本で「尊厳死」という言葉が普及するきっかけとなったのは、1976年にアメリカで起こった「カレン・アン・クインラン裁判（以下、カレン裁判）」です。

遷延性意識障害になった娘カレンの人工呼吸器を外すよう両親が要求したところ、それを拒否した病院側と両親が争った裁判です。カレン本人に意思を確かめようがありませんでしたが、州最高裁では、苦痛はなく末期の状態でもないカレンに対して人工呼吸器を外す行為が認められました。その判決内容は「カレンがもし生き返り、このような自分の姿を見れば、生命維持装置を中断するであろう」と推測し、その意志を尊重しようというものでした。その中で、「death with dignity」という「尊厳とともに死ぬ」という言葉が使われました。こうして死の決定は本人のプライバシー権の一つとして、後見人による代行が認められました。しかし、「もし生き返ったら」という仮定による判決は本人の意思とは関係ありません。にも関わらずプライバシー権が求められた背景には、「無駄」な延命治療によって生きることは価値がなく「尊厳なき生」だという考え方が、家族や社会に存在していたからだと言われています。この判決を香川知晶は「社会の『圧倒的多数』がするはずの選択は認めるべきだという判断以上のものではない」と指摘しています[6]。

5-4 リヴィング・ウィル（事前指示書）の制度化

カレン裁判では、本人の意思表示が明確でないときの判断の難しさが問われ、以降アメリカでは、リヴィング・ウィル（☞補足資料6）が制度化されていきます。1977年カリフォルニア州では、リヴィング・ウィルがあれば生命維持装置の撤去を認める自然死法が可決され、その後、積極的安楽死法も容認する州も出てきました[注1]。

1970年代は日本でも、人工呼吸器や延命治療の技術によって、遷延性意識障害や脳死状態の患者が増加しました。さらに高齢化社会となり、「痴呆性老人（認知症高齢者）」も出現してきました。「生命の質」が議論され出したのもこの頃です。これらの影響を受けて、延命治療の拒否とともに安楽死の容認を求める運動が展開され、1976年に「日本安楽死協会」が発足しました。創設者の太田典礼は安楽死運動を進めるにあたって、その対象者に老衰や慢性病の寝たきり病人などを挙げ、彼らを社会的負担になる存在と捉えていました。これに対して安楽死法制化を阻止する運動が起こりました（☞補足資料7）。「日本安楽死協会」は、1983年に「日本尊厳死協会」に呼称を変更し、リヴィング・ウィルの普及活動を展開しています。

6. 尊厳死法制化と臓器移植法の関係性

「尊厳死法制化を考える議員連盟」を中心に2007年6月に尊厳死法制化の法案が公表され、2012年6月に「終末期の医療における患者の意思の尊重における法律案」が公表されました（☞補足資料8）。2024年現在、法制化はされていません。ただし、法が成立しなくても前述したように、「治

注5 救急医療における「終末期」の定義として、「突然発症した重篤な疾病や不良の事故などに対して適切な医療の継続にもかかわらず、死が間近に迫っている状態」としている。

療中止という名の消極的安楽死」はすでに医療現場で実施されています（☞1-3節）。本人（患者・家族・第三者）の自己決定さえあれば「尊厳死」として可能となります。

延命治療の中止を容認する尊厳死法制化の動きは、2009年に改正された臓器移植法がベースになっています。脳死を人の死と解釈し、無駄な治療をやめてこそ尊厳をもった死に方だというレールはすでに敷かれていたとも言えます（☞補足資料9）。ベルギー・オランダでは、精神障害者や神経・筋疾患者を対象に、脳死状態での「無駄な」治療の中止がなされ臓器が提供されています。カナダでは多くのALS（筋萎縮性側索硬化症）患者が、人工呼吸器の装着を断り、**安楽死後臓器提供**者となっています（☞13章9節）。

また、安楽死であろうと医師幇助自殺であろうと、本人の意思を尊重したとなればすべて「尊厳死」となり、死に至りやすくなります。個々の苦しみが何からきているのかということも、そこにどのような社会的配慮の欠如があったとしても不問にされ、一定の手続きで死への道のみが開かれてしまいます。

7. 終末期医療の対策と変容

2007年の厚生労働省によるガイドラインは、2018年に「**人生の最終段階における医療・ケアの決定プロセスに関するガイドライン**」と改称されました[7]。2007年のガイドラインと大きく違うのは、**患者の自己決定権**と**最善の治療方針**が基本であったものが、2018年には、「患者」という言葉が「**本人**」に変わり、「治療」という言葉もなくなったことです。すなわち、最終段階では「治療しない＝何もしない」ということを、必ずしも当の患者でなくても、家族や所属する施設の職員が「本人」として代理決定できるということです。これは、臓器移植法の改正（2009年）によって「自己決定権」が重視されなくなったことと非常によく似ています。

そして「終末期医療」の単語を「人生の最終段階における医療・ケア」と改称したことで、対象者の範囲も広がり、死が避けられない末期状態でなくても対象となります。例えばALS患者は、人工呼吸器を装着すれば「終末期」状態ではないにも関わらず、人生の最終段階として人工呼吸器の装着判断を問われることがあります（☞補足資料10）。

小松美彦は、「『『人生の最終段階における医療』とは、『無益な医療』は『人間の尊厳』を損なうので『自己決定権』によってそれを行わない道を選ばせることに他ならない」と指摘しています[8]。

8. 安楽死・尊厳死をめぐる問題点

8-1 安楽死・尊厳死を肯定する背景

「無駄な治療はやめて自然に死んでいこう」と言われると同意しやすくなります。なぜ、「死」への誘いを肯定してしまうのでしょうか。

大きく2つ挙げられます。一つは、カレン裁判で見られたように、延命治療によって生かされているだけの命は、「尊厳のない生」だという意識が、社会や私たちの中に作られてきたからではないでしょうか。「自己決定」できることを尊厳ある生き方だと思うことは、その裏側に自己決定できなくなる姿への自己否定があります。その結果、延命治療を拒否せざるを得なくなっているのかもしれません。

しかし、生命維持装置につながれた自分の姿を哀れと思い否定することは、他人のそのような姿も受け入れられなくなるかもしれません。「あんなふうになったら私だったら死ぬ」という思いが

社会の中に増えると、「それでも生きていたい」あるいは「それでも生きていてほしい」という思いが否定されてしまいます。生産性・効率性だけを重視し、役に立たない者を排除する思想はまさに「生きるに値する人・値しない人」を二分する「優生思想」そのものです。これは、慈悲のもと殺しても構わないという「積極的安楽死」につながります。「あんなふうに」という社会の言葉は、死にたいという行為の背中を押すだけで何の解決にもなりません。

映画「PLAN75」を制作した早川千絵監督は「経済的合理性を優先し、人の痛みへの想像力を欠く」のが昨今の社会だと危惧しています[9]。私たちは人の痛みを自分に置き換えて想像する力を持つことが大切です。

もう一つは、社会保障費の削減政策が背景にあることです。その発端は1980年代の「医療費亡国論」から始まっています（☞ 8章5-6節、注7）。1990年代以降は少子高齢化の傾向が著しくなり、医療費の自己負担が3割に引き上げられました。2008年に「後期高齢者医療制度」が始まりましたが、国は財政悪化を理由に2012年に「社会保障制度改革推進法」を発表しました。内容は、年金・医療・介護・生活保護制度に係る費用を、自助・共助・公助の順に見直そうという「新自由主義的な改革路線」です[10]。

「人生の最終段階」という言葉もこの推進法に登場しています。すなわち、長期の慢性疾患や「障害」をもった病人・高齢者など医療費がかかる人たちの「人生の最終段階」においては、治療の中止・不開始などを含め、無駄を省くような医療のあり方に変えていこうという内容です。家族や第三者に社会的な重荷を負わせないよう、死の選択を迫る社会が存在していることは否定できません。「無駄」な延命治療の対象者は「価値なき命」として扱われかねません。このような背景があると、「それでも生きたい」とは主張しにくくなります。

小俣和一郎は、「武力紛争や、経済的行き詰まりと環境破壊の進行するこの地球上で、再び『障害者の安楽死』が行われないと断言することはできないであろう」と指摘しています[11]。この時の小俣氏の懸念は、2016年に神奈川県相模原市の障害者施設で起きた殺傷事件で現実のものとなりました。背景は複雑ですが、犯人は少なくとも「障害者」を価値なき命として殺傷したのです（☞ 補足資料1）。

8-2　事前指示書の存在と患者の意思

病気に対する認識や死生観は、病気の進行過程や医療者・家族との対話を通して変わってくることもあります。病気になる前にリヴィング・ウィルなどの事前指示書にサインした内容を、終末期で再確認できないまま本人の意思とするかどうかという問題も出ています。また、患者の意思が明確であっても家族は、治療を停止することが自然な死なのか、尊厳をもった死と言えるのかと悩むかもしれません。さらに、自己決定ができない人たちの意思を、どのように尊重していくかを考えていく必要もあります。

8-3　「無益」な延命治療

前述した射水市民病院事件（☞ 5-2節）で、当該医師が人工呼吸器の撤去は「無益」な延命治療の中止であり「尊厳死」だと主張したように、日本でも延命治療に対して「無益」や「無駄」というイメージが広がっています。

しかし、何をもって「無益」な治療と判断するのでしょうか。現在、「無益」の定義はありませんが、例えば、患者から医療的に無益な治療を求められた場合に、原則、医療者側はその治療を提供する義務はないとされています。一方で、ICによる患者の同意も原則としてあり、無益かどう

かは、患者と医療者の間に生じる対立が問題となります[12]。しかし、医療現場で医学的無益性が治療決定の主流になれば、医療者側が一方的に治療をやめる権限も認められるかもしれません。実際、アメリカの州では2008年の段階でこの権利を法的に認める州があり、法律がない州や国でも「無益な治療」論は広がりを見せていると言われています(注6) [13]。そうなれば、医療者が「QOLが低すぎる」と見なす患者では、「生きる」方向での「自己決定権」は認められにくく、「死ぬ」選択のみになります。それが「死ぬ権利」にすり替えられていく危うさもあります。

　医療費が無駄なのか、役に立たない人間の存在自体が「無駄」なのか、また誰が「無駄」と判断しているのか。そこに偏見が存在していたらどうするのか。延命治療は「無益」な医療と一括りに論じていいのだろうか。発展する延命治療技術で救われた患者や家族も多いはずです。「無益」「無駄」と言う前に、医療者と患者や家族がコミュニケーションを通じて信頼関係を築くことが望ましいという見解もあります。

8-4　患者がどう生きたいか

　人生の最終段階での「治療」判断に対して、法的な制定があれば医療者側は法的責任を気にせずに判断できます。しかし、患者がどう生きたいかを考えれば、治療中止の基準を示す法律やガイドラインで解決するものではありません。治療中止の判断は、医療的・社会的・倫理的に複雑な交差をなすところにあります。耐え難いとされる苦痛の基準、患者の本心、決断する家族の苦悩、そして医師・患者・家族の関係性など、多様な角度から死に様・生き様を考えてみることが重要です。

　ここで出てきたのが**ACP（アドバンス・ケア・プランニング）**です。将来の医療・ケアについて、本人（患者）が主体となって、家族や医療チームと医療計画を話し合い本人の意思決定を支援する過程を指します。1990年代アメリカで提唱された概念ですが、日本ではまだ議論が未熟で、生きる過程ではなく最終段階で「どう死にたいか」に終始している状態です。その人の人生観や価値観を知るには時間が必要です。大事なことは、安楽で尊厳に満ちた「生」という環境があれば、人は「生きたい」と思うということです。最後の最後まで**どう生きるか**を重視することは大事です。

9. 死ぬ権利とは何か

　第1章で「私の命はだれのものですか」という問いかけに、「私のもの」と答える人も多かったでしょう。私のいのちは私固有のものであるから、生死の決断は私の一存にあるという考え方です。この考え方を究極に推し進めたものが「自殺」であり「積極的安楽死」であり「医師幇助自殺」であると言えます。これを実行するためには、徹底した個人主義、すなわち他者との関わりをすべて断つ生き方をする覚悟が必要です[14]。

　一方で、生の誕生に関しては自分の意思はなく、そして生きる過程においては、決して一人では生きられなかったという観点から、「死ぬ時を自分で決定できるとは考えられない」という人もいるでしょう。死んだあとも、必ず誰かの世話になります。誰にも影響を与えない「死」などないという捉え方です。小松美彦は、死は個人に閉塞するものではなく、他者との間で共鳴するものであると述べています[15]。

　「生きる権利」があるなら「死ぬ権利」もあると考える場合もありますが、両者を簡単に同列で語れるものでしょうか。尊厳死における「死ぬ権利」とは、医療によって殺してもらう権利です。

注6　児玉真実は、医学的無益性は、「すでに死のプロセスが始まった患者への過剰治療の反省（心肺蘇生）から始まったが、今では、一方的に治療を差し控えたり中止したりする権限を医療サイドに認める論拠と化している」と述べている[13]。

尊厳死を法制化するということは、国家が医療に「殺すこと」を法的に託すことです。安楽死・尊厳死が患者の権利となると、医療者は「殺す」ことを義務付けられるようになってしまいます。「殺してもいい」と社会が判断していいのか、その責任を社会はどう引き受けるのでしょうか[16]。

また、自己決定と自己責任はセットで語られますが、自己決定も自己責任もすべて他者と互いに依存した関わりの中で生まれるものだという見方があります。戸谷洋志は「自分の人生を自分の人生として引き受けること」[17]が責任を負うということであるが、その責任には「他者への依存」が必要と指摘しています[18]。すなわち、人は常に誰かに助けてもらいながら生きており、相互依存の中でこそ、責任が負えるという意味です。

死ぬ権利や尊厳死を法律で決めてしまうと、社会の常識として正当化され、他の医療方法を選択できなくなります。これは自己決定による死ではなく、社会による死の決定となります。今まで見てきたように、社会保障削減、人口調整、人体の資源化やその有効利用など経済重視の政策が背景にあると、「生きるに値しない」とされる人たちに対する命の切り捨ては簡単に行われてしまいます。政治権力と医療が手を結んで犯してきた数々の人権侵害、例えば、ナチスのT4作戦や強制不妊手術（日本では優生保護法のもと実施された）の再現にもなり得ます。

特に、日本は家族介護を基本に自助を優先した福祉体制があります。2024年現在、在宅看護の社会的支援はますます削られています。そんな状況では「自分で自分のことができない」「家族に迷惑をかけている」ということに精神的苦痛を感じざるを得なくなります。介護疲れで家族を殺害してしまう事件がありますが、自助では限界があります。社会支援体制の充足が最優先であり必須です。精神的苦痛は、患者をとりまく家族や医療者や社会という関係性の中で、緩和される場合が多々あります。決して「尊厳ある死」の強制とならないよう、議論していく必要性があります。

10.「安楽に生きる」「尊厳を持って生きる」

図1を見てください。安楽に死ぬためには、安楽な生を送る必要があります。尊厳を持った死は尊厳ある生の続きにあるものです。死に尊厳があるのではなく、「最期までどう生きるか」という患者の価値観や意思を「尊重」したものを「尊厳死」とするならば、重視されるのは「生き方」です。最期まで患者に寄り添う医療は、患者が納得する「生き方」を支援する技術でもあるはずです。

尊厳を無視した医療や、あるいは最初から延命治療を「無益」で過剰な治療とし、自分で自分のことができない人を迷惑と捉える社会から、「生きますか？　死にますか？」と言われれば、「死」を選択せざるを得ません。しかし死ぬことで尊厳を守るのは、本末転倒です。

「無益な生を過ごすぐらいなら、安楽な尊厳ある死へどうぞ」という前に、最期の瞬間まで、尊厳を持って安らかに生きていける医療的・精神的ケアおよび社会の支えを構築する方が先ではないでしょうか。

「45億年のいのちを引き継いだ私」の存在そのものに、命の尊さがあることを忘れないでください。

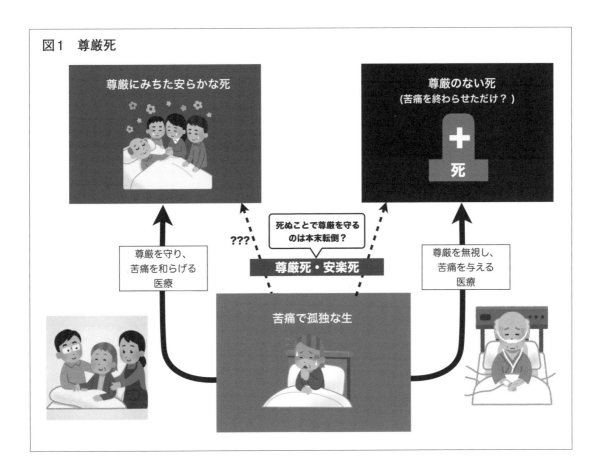

図1 尊厳死

補足資料

① 相模原障害者殺傷事件

　2016年7月26日、神奈川県相模原市の知的障害者施設で、元職員の植松聖死刑囚が19名の障害者を殺害した事件。植松被告は、事件前の2016年2月に、当時の衆議院議長であった大森理森宛に「わたしの目標は重度障害者の方が家庭内での生活、および社会的活動が極めて困難な場合、保護者の同意を得て安楽死できる世界だ」と書いた手紙を出し、事件をほのめかしていた。事件後、ある編集長に送った手紙には「意思疎通が取れない人間を安楽死させるべきだ」と自分の行為を肯定している。彼は、重度障害者を心を失った「心失者」と呼び、「心失者」は人間の尊厳を失っているので安楽死させるべきだとしたのである。

② 東海大学医学部付属病院事件（1991年）

　多発性骨髄腫に冒され意識のない危篤状態にある患者に対して、内科医がまず、栄養剤点滴および尿道用の膀胱留置バルーンカテーテルを取り外し、エアウェイも除去するなど消極的安楽死行為を実践した。続いて、呼吸抑制作用のある薬を注射したが患者が苦しんだので、塩化カリウム製剤を注射し積極的安楽死行為を実践、結果的に患者を急性心不全で死亡させた事件である。

③ 積極的安楽死として許容されるための要件（横浜地裁判決、1995年）

　患者が堪え難い肉体的苦痛に苦しんでいること。患者は死が避けられず、その死期が迫っていること。患者の肉体的苦痛を除去・緩和するために方法を尽くし、他に代替手段がないこと。生命の短縮を承諾する患者の明示の意思表示があること（推定的意思では許容されない）などが挙げられている[1]。

④ 消極的安楽死として許容されるための要件（横浜地裁判決、1995年）

　患者が治癒不可能な病気に侵され、回復の見込みがなく死が避けられない末期状態にあることや治療行為の中止を求める患者の意思表示が存在していること、存在しないときには、患者の推定的意思によることもできることなどが挙げられている[2]。

⑤ 医師による延命治療の中止が問われた事件

1996年、京都京北病院事件（積極的安楽死）→1997年、不起訴
1998年、川崎協同病院事件（治療中止と積極的安楽死）→2009年、東京高裁で有罪
2004年、道立羽幌病院事件（治療中止）→2006年、旭川地方検察庁で不起訴
2006年3月に発覚・報道　富山県射水市民病院（治療中止）→2008年、富山地検に書類送検
2006年、和歌山県立医大附属病院紀北分院（治療中止）→2007年、不起訴

⑥ リヴィング・ウィル（事前指示書）
　患者が健康で意思決定能力がある状態で、将来の医療処置や治療（心肺蘇生術や人口呼吸器の装着の有無など）に関する希望や意思を文書で記載した内容的指示書。意思決定ができなくなった時も有効である。
　アドバンス・ディレクティヴは、患者が自らの医療処置や治療に関する希望や意思を事前に文書で示し、意思決定できなくなった場合も参考とする内容的指示書。この他、代理人を任命する書面について要件と効果を規定する代理人指示書もある。リヴィング・ウィルよりも広範囲の事前指示書である。

⑦ 日本安楽死協会
　設立者である太田典礼は、戦前に産児調節運動を展開し、戦後の優生保護法成立に影響を与えた産婦人科医である。太田は設立の主旨に、植物人間（遷延性意識障害）・慢性病の寝たきり老人・老衰・半身不随などの人たちを役に立たない者とし、彼らを対象に安楽死の肯定を主張している[3]。これに対して、松田道雄や水上勉らを中心に安楽死法制化を阻止する運動が起こったため、積極的安楽死は法制化されなかった。協会側は積極的安楽死ではなく、消極的安楽死を意味する「尊厳死」という言葉を用いるようになった。

⑧ 終末期の医療における患者の意思の尊重における法律案
　2012年3月22日に公表された第1案「終末期を迎えた患者が自らの意思に基づいて延命措置を差し控える際に必要な事項」では延命措置の差し控えのみであったが、同年6月6日に公表された第2案では、「すでに行われている延命措置の中止」も実施可能と加えられた。2023年の段階で、終末期の定義・判定方法、延命治療の開始、医師の免責などが盛り込まれたが、法制化されてはいない。

⑨ 2009年の臓器移植法改正の可決の際に、中山太郎衆院議員は「尊厳死を求める人とたちにとって、脳死判定はその意思の具現化の手段でもある。したがって、脳死は人の死であるとすることによって、脳死を人の死と認める人たちにとっても、認めない人たちにとっても、リヴィング・ウィルを尊重できるシステムを作ることができると考える」と述べている[4]。

⑩ 京都ALS（筋収縮性側索硬化症）嘱託殺人事件
　2020年7月、京都でALSを患う女性を本人の「死にたい」という希望を受けて、ネットで知り合っただけの医師たちが殺害した事件が起こった。2024年3月、京都地裁は、被害者を診察せずに犯行に及んだとして、懲役18年の判決を言い渡した（2024年3月現在、被告は控訴する予定）。
　ALSは、全身の筋肉動かなくなる疾患であるが最終的に人工呼吸器を装着すれば数年生きられる。決して終末期患者ではない。被害者の林優里さんは、徐々に衰えていく自分の姿に対して、決して「死にたい」だけを思っていたのではな

く、そこには、生きられないという不安と生きたくないという絶望と死にたくないという希望を持っていたとされている。

1）丸山英二, 2015,「事前指示（リヴィング・ウィル等）とその取り扱い」日本集中治療医学会 教育講座：集中治療と臨床倫理）
2）文献1と同じ
3）大谷いづみ, 2005,「太田典礼小論−安楽死思想の彼岸と此岸」『死生学研究』5, p99-122
4）『第171回衆院本会議第三七号速記録』平成21年6月9日

✻✻✻ Discussion ✻✻✻

Q1 「そこにいてくれるだけでいい」と思うほどあなたにとって大事な人が、重い病気にかかり意思疎通も難しい状態になっているとします。あなたはやはり「そこにいてくれるだけでいい」と思いますか。それとも、「尊厳」が失われていると思いますか。

Q2 「ただ生きている・生かされているだけ」という、このただ・だけの言葉の中には、どのような思いが含まれていると思いますか。

Q3 あなたは全身の筋肉麻痺が徐々に進行し、食事も排泄も自分の力だけでは無理な状態になりました。ときどき激痛を伴う発作もおきますが鎮痛剤も無効です。しかし、家族は少しでも生きていてほしいと献身的な介護をしてくれています。あなたは家族のために最期までがんばりますか。それとも、延命治療を拒否し死を選択しますか。

Q4 Q3で、逆にあなたが、介護する家族の立場だったらどうしますか。本人が延命治療の拒否を望んだとき、あなたは同意しますか。その場合、延命治療は無駄だと思いますか。無駄だと思う場合、誰にとってなにがどのように無駄だと思いますか。

Q5 「尊厳死」を法制化するということについてどのように考えますか。

Q6 「尊厳を持って生きる」あるいは「尊厳を持ったまま死にたい」と思った時、あなたにとって尊厳とはなにを意味しますか。

Q7 「自分らしい生き方がしたい」と思った時、あなたの場合、自分らしさとは具体的にどのような自分ですか。

Q8 迷惑をかけなければ、自分の生き方も死に方も自分で決めるのは当然と考える場合、その根拠は何ですか。あるいは、当然ではないと考える場合、その根拠は何ですか。

まとめ

　今日の科学や技術の発展速度は、人間の意識変化の速度をはるかに上回っています。技術が先行すると、的確な判断ができないまま使わざるを得なくなるときがあります。

　鷲田清一氏は、何かに直面したとき「絶対になければならないもの、あったらいいけどなくてもいいもの、端的になくていいもの、あってはならないものの四つに仕分けられる能力」が大切だと述べています（鷲田、2012）[*1]。これは科学や技術に対しても同じことがいえるのではないでしょうか。人間の有り様、さらにいえば45億年かけてつながってきた生きものの有り様と照らし合わせて、技術がもつ存在意義や利用の仕方を考えてみる必要があります。

　この意味においても、「いのち」についてさまざまな課題を議論することは大切です。どのような症例に対しても思いの数だけ答えがあり、また逆に結論がでないこともあります。一人ひとり、さまざまな生命観をもつ「いのち」が相手ですから、時間がかかり議論が一見無駄なようにも見えます。しかし、考えるという過程が大切なのです。

　小さい頃から常に「あれか、これか、どちらがいいか早く決めろ」と、"動機"や"待機"のない生き方をしてきた私たち。そんな私たちだからこそ、少し立ち止まってゆっくり考える時間が必要な気がします。今ここにいのちがあることの奇跡と不思議さ、そして私たちも生きものの一員であることを感じながら。

　その積み重ねが、本当に大事なものを見分ける能力につながるのかもしれません。

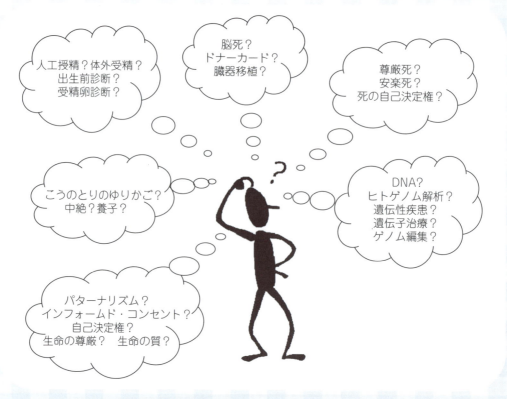

[*1]　鷲田清一，2012，『語りきれないこと―危機と痛みの哲学』角川学芸出版．

文　献

1章

1) まどみちお，2010，『どんな小さなものでもみつめていると宇宙につながっている―詩人まど・みちお100歳の言葉』新潮社．

2章

1) 山極寿一，2017，「私たちはどこにいるのか」朝日新聞2017年1月1日．
2) 山極寿一，2024，『争いばかりの人間たちへ―ゴリラの国から』毎日新聞出版．
3) 谷川俊太郎，2004，「朝」『あさ』p22-23，アリス館．

3章

1) 相田みつを，1984，「自分の番 いのちのバトン」『にんげんだもの』文化出版局．

4章

1) 大林雅之，1985，「ニールス・ボアの相補性原理と生命観」『科学基礎論研究』17（2）：97-103．
2) ジャック・モノー，1972，『偶然と必然　現代生物学の思想的問いかけ』渡辺格・村上光彦訳，みすず書房．
3) 独立行政法人理化学研究所・国立大学法人長崎大学，2013，「アルツハイマー病の血管からの投与による遺伝子治療に成功」．
4) 厚生労働省，2015，「遺伝子治療等臨床研究に関する指針」第1章第七．
5) 大林雅之，2005，『生命の淵―バイオエシックスの歴史・哲学・課題』p40，東信堂．

5章

1) 青野由利，2019，『ゲノム編集の光と闇―人類の未来に何をもたらすか―』ちくま新書．
2) 福岡伸一，2017，『動的平衡：生命はなぜそこに宿るのか』小学館新書．

7章

1) 木村利人編，2003，『バイオエシックス・ハンドブック―生命倫理をこえて―』法研．
2) 小俣和一郎，1995，『ナチスもう一つの大罪―「安楽死」とドイツ精神医学』人文書院．
3) 小俣和一郎，2003，『検証・人体実験―731部隊・ナチ医学』第三文明社．
4) 常石敬一，1995，『七三一部隊―生物兵器犯罪の真実』講談社現代新書．
5) 青木富貴子，2008，『731石井四郎と細菌戦部隊の闇を暴く』新潮文庫．
6) 熊野以素，2015，『九州大学生体解剖事件―70年目の真実』岩波書店．
7) 土屋貴志，2011，「軍事医学研究はどこまで特殊か」玉井真理子ら編『はじめて出会う生命倫理』p308，有斐閣．
8) 金森修，2002，「人体実験」市野川容孝編『生命倫理とは何か』p34，平凡社．
9) 松下一成，1996，『ミドリ十字と731部隊―薬害エイズはなぜ起きたのか』三一書房．
10) 黒崎剛ら，2014，「患者の権利とインフォームド・コンセント」黒崎剛ら編『生命倫理の教科書―何が問題なのか』p11-12，ミネルヴァ書房．

11) 児玉真美，2021，「安楽死・無益な治療論・臓器移植そして家族に殺させる社会」小松美彦ら編著『〈反延命〉主義の時代―安楽死・透析中止・トリアージ』p130，現代書館.
12) 斎藤茂男，1985，『生命（いのち）かがやく日のために』共同通信社.
13) 松原洋子，2002，「優生学」市野川容孝編『生命倫理とは何か』p135-141，平凡社.
14) 香川千晶，2021，『命は誰のものか』p118，ディスカヴァー・トゥエンティワン.
15) 森岡次郎，2006，「内なる優生思想という問題―青い芝の会の思想を中心に」『大阪大学教育学年報』11: 19-33.
16) 横田弘，1979，「障害者運動とその思想」『季刊福祉労働』3: 40.
17) 小松美彦，2020，『自己決定権という罠―ナチスからコロナ感染症まで』p88，現代書館.
18) 文献17に同じ，p89.
19) 立岩真也，2000，『弱くある自由へ』p21, p23，青土社.
20) 文献17に同じ，p88.
21) 文献17に同じ，p90.
22) 児玉真美，2023，『安楽死が合法の国で起こっていること』筑摩新書.
23) E.キューブラー・ロス，1969，『On Death and Dying』川口正吉訳，1971，『死ぬ瞬間―死にゆく人々との対話』p62，読売新聞社.

8章

1) 日本透析医学会，2022，統計調査『わが国の慢性透析療法の現況　2022年12月31日現在』
2) ハワード・ブロディ，1981，『Ethical Decision in Medicine』（舘野之男ら訳，1985，『医の倫理―医師・看護婦・患者のためのケース・スタディ』p206，東京大学出版会).
3) 文献2に同じ
4) 本田宏，2020，「新型コロナ危機は，医療再生のラストチャンス」『月刊保険診療（2020年6月）』医学通信.
5) 生命・倫理研究会，2020，「COVID-19の感染爆発時における人工呼吸器の配分を判断するプロセスについての提言」
6) 川口由美子ら，2020，「討議トリアージが引く分割線」『コロナと暮らし』p105-116，現代思想.
7) 日本原始力発電所協会，2020，「譲るカード」
8) 吉村仁，1983，「医療費をめぐる情勢と対応に関する私の考え方」『社会保険旬報』1424: 12-14.
9) 本田宏，2022，「新型コロナ危機で明らかとなった脆弱な日本の医療とその背景」『医療労働』654: 2-9. 日本医療労働組合連合会.
10) 文献9に同じ

9章

1) 日本産科婦人科学会，「ARTデータブック2022年PPTX版」
2) 厚生労働省，2022，「不妊治療に関する取り組み」
3) 日本産科婦人科学会，2015，「提供精子を用いた人工授精に関する見解」
4) 日本産科婦人科学会，2022，「体外受精・胚移植に関する見解」
5) 法務省，2022，「生殖補助医療の提供等及びこれにより出生した子の親子関係に関する民法の特例に関する法律」
6) 日本産科婦人科学会，2021，「体外受精・胚移植等の臨床実施成績」
7) 厚生労働省 厚生科学審議会生殖補助医療部会，2003，「精子・卵子・胚の提供等による生殖補助医療制度の整備に関する報告書」Ⅲ-3（6）提供された精子・卵子・胚の保存期間。提供者が死亡した場合の精子・卵子・胚の取り扱い
8) 文部科学省・厚生労働省，2019，総合科学技術イノベーション会議，「『ヒト胚の取り扱いに関する基

本的考え方』を受け検討状況について」
9) 藤田みさお, 2021, 「国際幹細胞学会ガイドライン2021改訂について」, 14日ルール（ヒト胚14日以上培養禁止）の再考（第130回生命倫理専門調査会参考資料2）
10) 朝日新聞「夫の知らぬ間にAID。大阪地裁は嫡出子として認定せず。」1998年12月19日.
11) 厚生労働省 厚生科学審議会生殖補助医療部会, 2003, 「精子・卵子・胚の提供等による生殖補助医療制度の整備に関する報告書」Ⅲ-3（3）出自を知る権利
12) 日本産科婦人科学会, 2024, 「体外受精・顕微授精・胚移植に関する見解」日産婦誌2024; 76（8）: 776.

10章

1) 日本産科婦人科学会会告, 2023, 「出生前に行われる遺伝学的検査および診断に関する見解」
2) 文献1に同じ
3) 日本産科婦人科学会, 1998, 「『着床前診断』に関する見解」
4) 日本産科婦人科学会, 2010, 「『着床前診断』に関する見解」
5) 日本産科婦人科学会, 2022, 「『不妊症および不育症を対象とした着床前遺伝学的検査』に関する見解」
6) 利光恵子, 2012, 『受精卵診断と出生前診断―その導入をめぐる争いの現代史』p184, 生活書院.
7) 香川千晶, 2021, 『命は誰のものか』p117, ディスカヴァー・トゥエンティワン.
8) 利光恵子, 2019, 「優生保護法のもとでの強制不妊手術と公文書」『立命館生存学研究』3巻, p129-134.
9) 横塚晃一, 2007, 「特集・CP児殺し減刑問題. 殺される立場から」青い芝の会機関紙『あゆみ』10号
10) 米津知子, 2002, 「女性と障害者―女で障害者の私が、女の運動の中から考えること」, 斉藤有紀子編「母体保護法とわたしたち―中絶・多胎妊娠／・不妊手術をめぐる制度と社会」p226-239, 明石書店.
11) 三木草子, 1994, 「優生保護法改正悪阻止の運動（全国）紹介」溝口明代ら編, 『資料日本ウーマン・リヴ史2』p168, 松香堂書店.
12) 文献6に同じ, p90-96.
13) 厚生労働省 厚生科学審議会先端医療技術評価部会・出生前診断に関する専門委員会, 1999, 「母体血清マーカーに関する見解について」
14) 日本産科婦人科学会, 2013, 「母体血を用いた新しい出生前遺伝学的検査に関する指針」
15) 厚生労働省, 2022, 「NIPT等の出生前検査に関する情報提供及び施設（医療機関・検査分析機関）認証の指針」
16) 利光恵子, 2022, 「いのちの選別がもたらすもの―出生前検査をめぐる論争から考える」『ゲノム問題検討会議セミナー』資料.
17) こども家庭審議会科学技術部会, 2023, 「NIPTの臨床研究における課題と対応（見解）」
18) 文献16に同じ

11章

1) 熊本市, 2021, 「こうのとりのゆりかご」第5期検証報告について（全体版本編）.
2) 毎日新聞, 「出自を知る権利 課題 受け入れ101人中19人身元不明」2017年5月11日大阪朝刊
3) 吉田一史美, 2017, 「養子縁組―生まれた子どもの幸せのために」由井秀樹編『少子化社会と妊娠・出産・子育て』p125-141, 北樹出版.
4) 文献3に同じ, p134.
5) 厚生労働省, 2022, 「児童相談所における児童虐待相談対応件数の推移」
6) 厚生労働省 第19次報告, 2023, 「子ども虐待による死亡事例の検証」
7) 産経ニュース, 「5人は少ない―匿名赤ちゃんポスト『ゆりかご』昨年度預け入れ」2017年5月24日.
8) 熊本市, 2018, 「こうのとりのゆりかご」第4期検証報告書
9) 文献3に同じ, p125.
10) 厚生労働省, 2023, 「児童養護施設入所児童等調査」

12章

1）森岡正博，1994，「人間の誕生と廃棄─生殖技術と倫理学」多田富雄ら編『生命─その始まりの様式』p169-195，誠信書房．
2）森岡正博，1994，「人間の生命の始まりと生命倫理学」法哲学年報1993: 19-24．
3）文献1に同じ

13章

1）中村暁美，2009，『長期脳死─娘、有里と生きた一年九ヶ月』岩波書店．
2）山口研一郎ら，1997，『有紀ちゃんありがとう─脳死を看続けた母と医師の記録』社会評論社．
3）香川知晶，2005，「新しい死の基準の誕生─臓器移植と脳死、その結合と分離」『思想』No.977，p6-23，岩波書店．
4）厚生労働省，2014，「『臓器移植に関する法律』の運用に関する方針（ガイドライン）」第6の1
5）立花隆，1988，『脳死』中央文庫．
6）共同通信社社会部移植取材班編，1998，『凍れる心臓』共同通信社．
7）厚生労働省，1997，「臓器の移植に関する法律第六条」
8）厚生労働省，2023，「臓器移植対策の現状について」第64回臓器移植委員会参考資料．
9）厚生労働省，2009，「被虐待児への対応」臓器移植法附則第一条5．
10）日本移植学会，2022，『ファクトブック2022』
11）一宮茂子，2016，『移植と家族─生体肝移植ドナーのその後』岩波書店．
12）児玉真美，2023，『安楽死が合法の国で起こっていること』p136，ちくま新書．
13）中島みち，1994，『新々・見えない死─脳死と臓器移植』p17，文藝春秋．

14章

1）安藤泰至，2019，『安楽死・尊厳死を語る前に知っておきたいこと』岩波ブックレット1006，岩波書店．
2）文献1に同じ．
3）児玉真美，2013，『死の自己決定権のゆくえ─尊厳死・「無益な治療」論・臓器移植』大月書店．
4）厚生労働省，2007，「終末期医療の決定プロセスに関するガイドライン」
5）日本救急医学会，2008，「救急医療における終末期医療のあり方に関する提言」
6）香川知晶，2006，『死ぬ権利─カレン・クインラン事件と生命倫理の転回』p206，勁草書房．
7）厚生労働省，2018，「『人生の最終段階における医療・ケアの決定プロセスに関するガイドライン』の改訂について」
8）小松美彦，2020，『自己決定という罠─ナチスから新型コロナ感染症まで』p213，現代書館．
9）大谷いづみ，2022年6月17日，「ただ生きて存（あ）る命がリスペクトされる未来を創りたい」ハピネットファントム・スタジオ編『PLAN75』（映画パンフレット）p12-13．
10）香川知晶，2021，『命は誰のものか』p237，ディスカヴァー・トゥエンティワン．
11）小俣和一郎，1995，『ナチスもう一つの大罪─「安楽死」とドイツ精神医学』p5，人文書院．
12）児玉真美，2013，『死の自己決定権のゆくえ─尊厳死・「無益な治療」論・臓器移植』p74，大月書店．
13）児玉真美，2021，「安楽死・「無益な治療」論・臓器移植そして「家族に殺させる社会」」小松美彦ら編著『〈反延命〉主義の時代─安楽死・透析中止・トリアージ』p124，現代書館．
14）文献1に同じ．
15）小松美彦，1996，『死は共鳴する─脳死・臓器移植の深みへ』勁草書房．
16）文献13に同じ，p128．
17）戸谷洋志，2023，『親ガチャの哲学』p176，新潮新書．
18）文献17に同じ，p182．

索 引

14日ルール 66, 70
2本鎖 14
731部隊 43, 44
8細胞期 96
ACP 123
ADA欠損症 25, 41
AID 62, 70
AIH 62
ALS 36, 121
ART 61
Baby klappe 93
Bioethics 42
Cas9 29
COVID-19 55
COVID-19感染症関連 58
COVID-19の感染爆発時における人工呼吸器の配分を判断するプロセスについての提言 56
DNA 12, 21
DNA断片 22
DNAの修復 29
DNAリガーゼ 22
ELSI 23
ES細胞 36
IC 44, 45
ICU 55, 56
iPS細胞 20, 36
MAID 118
NIPT 73, 78, 79, 83
NIPTに関する指針 79
PAS 117
PCR法 21, 23
PLAN75 122
QOL 46, 54
SNP 25, 40
SOS赤ちゃんとお母さんの相談窓口 86
T4作戦 43, 118, 124
WHO 61
X連鎖潜性（劣性）遺伝病 39

あ 行

青い芝の会 77
赤ちゃんポスト 93
アシロマ会議 23
アドバンス・ケア・プランニング 123
アドバンス・ディレクティブ 45, 127
アミノ酸配列 23
アルツハイマー病 25, 36
安楽死 110, 117-119, 121, 127
安楽死計画 43, 57
安楽死後臓器提供 110, 121
安楽死事件 119
安楽な生 124
石井四郎陸軍軍医 43
意思決定 118
医師幇助自殺 117, 118, 121
一塩基多型 25
一般脳死判定 105, 109
一般不妊治療法 61
遺伝 37
遺伝カウンセリング 24, 27, 79
遺伝学的検査 24
遺伝子 14, 21
遺伝子組み換え 30, 31
遺伝子組み換え技術 21, 22, 29
遺伝子組み換え農作物 22
遺伝子決定論 21, 22, 26, 33
遺伝子検査 24
遺伝子診断 22, 24, 25, 37
遺伝子操作 24
遺伝子多型 37, 40
遺伝子地図 23
遺伝子治療 22, 25, 31, 37
遺伝情報 12
遺伝性疾患 32, 33, 37
遺伝要因 37
命をつなぐゆりかご 92
医療資源 42, 52, 54
医療資源の配分 52
医療体制 57
医療費亡国論 57, 122
医療費抑制 52-54
医療費抑制政策 57
医療崩壊 56, 57
インフォームド・コンセント 43, 44, 55
内なる優生思想 48, 50, 77, 110
易罹患性診断 24, 27
エルシー 23
塩基配列決定技術 23
エンハンスメント 26, 29, 31, 33
延命処置 118
延命治療 47, 117, 120, 121
オーダーメイド医療 25, 40
オフターゲット 32

か 行

改正臓器移植法 106, 111
ガイドRNA 29
外胚葉 97
外来遺伝子 24
カウンセリング 79
核酸 21
確定診断 73, 74, 80
確率診断 73
家庭養育優先 88, 91
鎌状赤血球貧血症 41
神様委員会 53
カルタヘナ議定書 23, 27
カレン・アン・クインラン裁判（カレン裁判） 46, 120, 121
環境要因 37
環境倫理学 42
患者の権利 44, 45, 49
患者の権利運動 48
患者の権利章典 44
患者の権利に関するリスボン宣言 44
間接的安楽死 118
緩和ケア 118
基幹施設 79, 80
虐待 90
逆転写酵素 16
急性呼吸器疾患COVID-19 55
九大生体解剖事件 43
キューブラー・ロス 49
救命治療 109
共決定 48
共助 122
共生 7
強制断種法 76
強制不妊救済法 76
強制不妊手術 47, 76, 124
共通性 7
京都ALS（筋萎縮性側索硬化症）

嘱託殺人事件	127	
拒絶反応	104	
筋萎縮性側索硬化症	36	
クリスパー・キャス9（クリスパー）	24, 29	
クローン技術	31	
経済条項	76	
経済的格差	52, 67	
形質	37	
形質転換	22	
形態形成	98	
ゲノム	15	
ゲノム編集	21, 24, 31, 32	
ゲノム編集技術	29, 66	
健康保険	61	
原始線条	97	
減数手術	65	
減数分裂	17, 18	
顕微授精	61, 62	
高額療養制度	109	
後期高齢者医療制度	122	
交叉	19, 30	
公助	122	
厚生科学審議会生殖補助医療部会	67, 71	
厚生省人口問題審議会	77	
こうのとりのゆりかご	86	
こうのとりのゆりかご専門部会	87	
公民権運動	44	
公立福生病院透析中止事件	58	
国際幹細胞学会	66, 70, 97	
国際人権規約	47	
国際ヒトゲノム解析計画	23	
告知	49	
国民優生法	76, 78	
戸籍	88, 90	
戸籍制度	93	
骨髄移植	74, 82	
子どもの権利条約	66, 90	
孤立出産	88	

さ 行

催奇形性の臨界期	98
臍帯血移植	74, 82
在宅看護	124
再配分	56
細胞	6, 12
細胞外治療	31
細胞外でのゲノム編集	34
細胞内共生説	12
細胞内小器官	12
細胞内治療	31
細胞内でのゲノム編集	34
細胞分裂	17
相模原障害者殺傷事件	119, 126
里親	88, 92, 94
里親制度	87, 92
サロゲート・マザー	62, 64
三徴候	103
三胚葉	97, 98
三胚葉形成	97
シアトル人工腎臓センター	53
慈恵病院	86
自己	48, 49
自己意識	46, 47
自己決定	43, 44, 48, 49, 77, 79, 80, 117, 118, 121, 124
自己決定権	44, 45, 48, 77, 118, 121
自己責任	124
死後認知	65
自己複製	12, 16, 18
事実婚	62
自助	122, 124
事前指示書	45, 122
自然死法	120
自宅出産	88
児童虐待	93
児童の権利条約	66
児童福祉法	86
児童福祉法の改正	88, 91
児童養護施設	87
死ぬ権利	46, 123
自発運動	98, 101
慈悲	118, 122
社会保障削減	124
社会保障制度改革推進法	122
習慣流産	74
集中治療室	55
集中治療を譲る意志カード	57
修復機能	37
終末期医療	118-121
終末期医療の決定プロセスに関するガイドライン	119
終末期患者	127
絨毛検査	73
受精卵診断	24, 65, 74, 75, 96
受精卵診断技術	76
出生前診断	24, 45, 65, 73, 75, 76, 96
出生前検査	79, 80
出生前検査認証制度専門委員会	80
出生前検査認証制度専門委員会報告書	79, 80
出自を知る権利	62, 66, 69, 88, 90, 91
障害児発生防止政策	77
障害者運動	77
商業的代理懐胎	67
消極的安楽死	118, 119
常染色体	14, 18
常染色体顕性（優性）遺伝病	38
常染色体潜性（劣性）遺伝病	38
女性運動	77
女性障害者ネットワーク	82
ジョンズ・ホプキンス・ケース	50
真核細胞	12
人格の尊重	44
新型コロナウイルス感染症	55
新型出生前検査	73, 79, 83
新型出生前診断	96
神経形成	98
人権運動	43
人権侵害	124
人工呼吸器	55, 103
人工授精	61, 62
人工授精型代理母	62, 64
人工心肺	55
人口増強政策	76
人工透析	53
人工妊娠中絶	75, 82, 101
人工妊娠中絶法	75
人口抑制政策	76
深昏睡	105, 112
真実告知	91, 94
新自由主義	122
新自由主義路線	56
人種主義	21, 32
新生児治療停止事件	50
人生の最終段階	122
人生の最終段階における医療・ケアの決定プロセスに関するガイドライン	121
心臓移植	106
腎臓透析療法	53
親族への優先提供	108

身体死	101	
人体実験	43, 44, 50	
人体の資源化	124	
心停止	103, 104, 108	
推定的意思	119, 126	
滑り坂論	31	
生活困窮	88, 90	
生活の質	46, 54, 118	
正期産	99	
制限酵素	22	
精子	14, 17, 18	
生殖細胞	17, 25	
生殖細胞系列変異	24	
生殖ツーリズム現象	67	
生殖補助医療	61, 65, 67	
生殖補助医療特例法	67, 69	
性染色体	14, 18	
生体腎移植	104, 110	
生体臓器移植	110	
生物多様性条約	23, 27	
生命の質	45, 46	
生命の尊厳	45, 46	
生命倫理	42	
生命倫理学	2	
世界人権宣言	47	
世界保健機構	61	
脊椎動物	6	
積極的安楽死	117, 119, 122	
セデーション	118	
全遺伝情報	14	
遷延性意識障害	46, 47, 101, 120, 127	
染色体	14, 15	
染色体異常	73	
染色体異常疾患	37, 39	
染色体異常症	73	
染色体転座	74	
選択的(選別的)人工妊娠中絶	73	
選択的中絶	45, 47, 73, 75, 77, 79	
選択的治療停止	46	
先天性難病	33	
セントラルドグマ	16, 21, 22	
全脳死	103, 105	
臓器移植	99, 103, 104, 111, 117	
臓器移植コーディネーター	105	
臓器移植法	106, 121	
臓器形成	98	
臓器の移植に関する法律	106	
臓器の移植に関する法律の一部を改正する法律	106	
臓器の死	104	
臓器不足	106, 110	
臓器保存	109	
早産	98	
桑実胚	96	
増殖	12	
相同組み換え修復	29, 30	
相同染色体	14, 15	
相補性	21	
尊厳ある生	124	
尊厳死	57, 110, 117, 118, 120-122, 124	
尊厳死法	118	
尊厳死法制化を考える議員連盟	120	

た行

第5期検証報告書	87
胎芽	98
体外受精	31, 61, 62, 74
体外受精型代理母	62, 64
体細胞	17, 25
体細胞分裂	17, 18
体細胞変異	24
胎児	98
胎児条項	75, 77
胎児治療	73
代謝	12, 16
代謝異常	73
代謝機能	12
胎動	99
胎盤	97
代理懐胎	61, 62, 65, 67, 70
代理出産	62
多因子遺伝性疾患	27
多因子疾患	37, 39
ダウン症	41
竹内基準	105
多細胞生物	6, 12
タスキギー梅毒人体実験	44
堕胎罪	76
多胎妊娠	65
堕胎の罪	82
多様性	7, 18
単一遺伝子疾患	25, 27, 37
単細胞生物	6
断種法	76
タンパク質合成	16
治験	50
痴呆性老人	120
着床	97
着床前遺伝学的検査	74
着床前スクリーニング検査	74
中絶	80
中胚葉	97
超音波画像検査	73
長期脳死	108, 112
長期脳死者	103, 105
超昏睡	103
治療中止	119
治療停止	56
鎮静	118
提供精子	65
提供卵子	65
デオキシリボ核酸	12
デザイナーベビー	26, 29, 31
転写	16
東海大学医学部付属病院事件	119, 126
凍結精子	65
凍結保存	62, 66
凍結融解胚移植	61
凍結余剰胚	65
凍結卵子	65
瞳孔固定	105, 112
透析離脱証明書	58
動的平衡	33
特別養子縁組	67, 88
特別養子縁組あっせん法	92
特別養子縁組制度	87, 91
匿名	66
突然変異	30, 34
ドナー	104, 109
ドナー・ベビー	24, 74, 75, 82
トリアージ(選別)	55

な行

内胚葉	97
内部細胞塊	97
内密出産	91, 93
ナパ会議	31
ナフィールド生命倫理評議会	31
二価染色体	19
二重らせん構造	14, 21
日本安楽死協会	120, 127
日本学術会議	67, 70
日本救急医学会	120

日本産科婦人科学会 67, 71, 74, 75, 79	する倫理指針 26, 27	ミクロ配分 52, 54
日本臓器移植ネットワーク 108	ヒトゲノム解析 21	民族衛生学 32
日本尊厳死協会 120	ヒトゲノム解析計画 23	無益 122, 124
日本透析医学会 58	人の死 104, 111	無呼吸テキスト 105
乳児院 87, 88	フェミニズム運動 44	無駄 122
ニュルンベルク綱領 44	不開始 56	メチル化 20
人間機械論 22	不可逆的昏睡 103	免疫吸着法 111
人間の尊厳 47	不幸な子どもの生まれない運動 77, 82	免疫抑制剤 104, 106
妊娠中絶法 80	普通養子制度 91, 94	盲点 3
認知症高齢者 120	不妊 61	モルヒネ 118
脳幹反射 105	不妊症 61	
脳死 57, 99, 103	不妊治療 61	**や 行**
脳死臓器移植 103	プライバシー権 120	薬害エイズ問題 50
脳死とされうる状態 105	プラスミド 22	薬害問題 44
脳死の状態 101	フランシス・ゴルトン 32, 35, 47	山内事件 119
脳死判定 104, 105	プロ・チョイス派 80	有機的統合性 105, 112
脳死判定基準 104, 111	プロ・ライフ派 80	優生学 24, 32, 33, 35, 47, 76
脳低体温療法 109, 113	分化 12, 16, 20	優生思想 26, 33, 43, 47, 76, 96, 119, 122
脳の充填 3	分子生物学 21	優生政策 47
脳波 105	平坦脳波 105	優生保護法 47, 76, 78, 127
ノックアウト 29, 30	ベクター 31	ゆりかご 89, 93
ノックアウト操作 34	ベビー・ドゥ事件 50	養育拒否 88, 90
ノックイン 30, 34	ベビーＭ事件 70	養子縁組 91
	ヘルシンキ宣言 44	羊水検査 73, 77
は 行	ベルモント・レポート 44	横浜地裁判決 119, 126
パーキンソン病 25, 36	変異（突然変異） 37	余剰胚 62, 65, 66, 97
バーグ声明 23	保因者 38, 73	
パーソン論 46, 50	放射線被曝人体実験 44	**ら 行**
ハーバード基準 104, 105	法的脳死判定 105, 109	癩予防に関する件 78
パーフェクト・チャイルド・シンドローム 81	法律婚 62	らい予防法 78
胚 96	保険診療 109	ラザロ徴候 103, 112
胚移植 61, 62	保険適用 67, 109	らせん構造 14
バイオエシックス 42	保護責任者遺棄罪 93	卵子 14, 17, 18
バイオテクノロジー 21, 22, 37	ホスト・マザー 62, 64	リヴィング・ウィル 45, 120, 127
バイオハザード 23	母体外生育可能域 101	リプロダクティブ・ライツ 47
胚子 98	母体外生育可能性 98	流産 98
胚盤胞 97	母胎内 98, 101	臨床試験 50
パターナリズム 43	母体血清マーカー検査 73, 78, 79	レイシズム 21, 32
バチスタ手術 111	母体保護法 78, 82, 101	霊長類 6
発症前診断 24	哺乳類 6	レシピエント 104, 109
ハワード・ブロディ 54	翻訳 16	ロー対ウェイド判決 44, 80
ハンセン病 78		
ハンチントン病 24, 38, 41	**ま 行**	
パンデミック 55, 57	マイクロブタ 30	
非相同末端結合修復 29, 30	マクロ配分 52, 54, 55	
ヒト遺伝子 24	マススクリーニング化 80	
ヒトゲノム・遺伝子解析研究に関	マススクリーニング検査 78	
	末期患者 117	

[著者略歴]

西沢いづみ

1982 年	新潟大学理学部生物学科（免疫学）卒業
2017 年	立命館大学大学院先端総合学術研究科博士課程修了（学術博士）
現職	京都府医師会看護専門学校非常勤講師
	京都中央看護保健大学校非常勤講師
	姫路大学看護学部非常勤講師
	洛和会京都厚生学校　など生物学、生命倫理学講師
	立命館大学地域健康社会学研究センター客員研究員

[イラスト作成]

河合 敬一（河合敬一皮膚科医院）

生物と生命倫理の基本ノート
― 「いのち」への問いかけ

2008 年 12 月 1 日	第 1 版第 1 刷
2012 年 3 月 5 日	第 1 版第 3 刷
2013 年 3 月 15 日	第 2 版第 1 刷
2016 年 3 月 15 日	第 2 版第 3 刷
2018 年 3 月 10 日	第 3 版第 1 刷
2023 年 3 月 20 日	第 3 版第 4 刷
2025 年 3 月 10 日	第 4 版第 1 刷 ©

著　　者	西沢いづみ　NISHIZAWA, Izumi
発行者	宇山閑文
発行所	株式会社金芳堂
	〒606-8425 京都市左京区鹿ヶ谷西寺ノ前町34番地
	振替　01030-1-15605
	電話　075-751-1111(代)
	https://www.kinpodo-pub.co.jp/
組　　版	株式会社データボックス
装　　丁	Studio crop
印刷・製本	シナノ書籍印刷株式会社

落丁・乱丁本は直接小社へお送りください．お取替え致します．

Printed in Japan
ISBN978-4-7653-2031-3

<(社)出版者著作権管理機構 委託出版物>

本書の無断複写は著作権法上での例外を除き禁じられています．複写される場合は，その都度事前に，(社)出版者著作権管理機構(電話 03-5244-5088，FAX 03-5244-5089, e-mail: info@jcopy.or.jp)の許諾を得てください．

●本書のコピー，スキャン，デジタル化等の無断複製は著作権法上での例外を除き禁じられています．本書を代行業者等の第三者に依頼してスキャンやデジタル化することは，たとえ個人や家庭内の利用でも著作権法違反です．